Dr. med. Michael de Ridder
Der Patientenwegweiser

DR. MED. MICHAEL DE RIDDER

Der Patienten-wegweiser

Kompetent und selbstbestimmt
durch den Gesundheitsdschungel

Deutsche Verlags-Anstalt

FSC
www.fsc.org
MIX
Papier | Fördert gute Waldnutzung
FSC® C014496

Penguin Random House Verlagsgruppe FSC® N001967

1. Auflage

in der Penguin Random House Verlagsgruppe GmbH,
Neumarkter Straße 28, 81673 München
produktsicherheit@penguinrandomhouse.de
(Vorstehende Angaben sind zugleich Pflichtinformationen nach GPSR.)

Umschlaggestaltung: zero-media.net, München
Umschlagabbildungen: FinePic®, München
Satz: Buch-Werkstatt GmbH, Bad Aibling
Druck und Bindung: GGP Media GmbH, Pößneck
Printed in Germany
ISBN 978-3-421-07038-8
www.dva.de

Inhalt

Gewidmet allen meinen Patienten, die, indem ich von ihnen lernte, meine ärztlichen Erkenntnisse und Erfahrungen bereichert haben.

Das gute Leben ist beseelt von Liebe
und geleitet von Wissen.

Betrand Russell

Einführung

Wir leben in einer Zeit rapiden medizinisch-wissenschaftlichen Fortschritts, in der Beratungs-, Diagnostik- und Therapieangebote nicht mehr allein auf gesichertem Wissen beruhen, sondern vielmehr von Meinungen, Spekulationen, falschen Versprechungen und irreführenden Hoffnungen, denen vielfach allein finanzielle Interessen zugrunde liegen, durchkreuzt und überlagert werden. Einer aktuellen repräsentativen Studie der Technischen Universität München (2025) zufolge finden sich 75 Prozent aller Erwachsenen in Deutschland nicht mehr im Dickicht gesundheitsrelevanter Informationen zurecht. Sie haben erhebliche Schwierigkeiten, Informationen etwa zur Prävention und Behandlung von Krankheiten zu finden, zu verstehen und auf die eigene Lebenssituation anzuwenden (was allein im Jahr 2022 Mehrkosten von 22 Milliarden Euro verursacht hat). Mit meinem *Patientenwegweiser* möchte ich dieser Rat- und Hilflosigkeit – ja oft sogar Verzweiflung – vieler Bürger* entgegenwirken. Er soll mehr Orientierung im Gesundheitsdschungel bieten und gleichzeitig die Gesundheitskom-

* *Aus Gründen der besseren Lesbarkeit wird auf die weibliche Sprachform verzichtet. Sämtliche Personenbezeichnungen gelten gleichermaßen für alle Geschlechter.*

petenz jedes Einzelnen stärken. Mein Anliegen ist es, sowohl Gesunde als auch Kranke zu ermutigen, ihre gesundheitliche Selbstbestimmung bewusster wahrzunehmen und Eigenverantwortung aktiv zu leben. Im Kern geht es um nichts weniger als die Emanzipation jener, für die unser Gesundheitswesen geschaffen wurde: aller Bürger – und um ihr Wohl.

Emanzipation ist ein Terminus, der im römischen Recht wurzelt und einen Rechtsakt bezeichnet, in dem der Vater seinen Sohn aus der Vormundschaft freigibt: Der Sohn wird zu einer eigenständigen Rechtsperson. Im 17. und 18. Jahrhundert, zur Zeit der Aufklärung, erfuhr der Begriff, der auch heute noch eng verknüpft ist mit dem der Mündigkeit, einen Bedeutungswandel: Freiheit, Gleichheit und Mündigkeit der Individuen wurden seitdem in den westlichen Nationen zu einem überragenden politischen und gesellschaftlichen Anliegen, das indes auch heute noch gegen hegemoniale und paternalistische Strukturen und Systeme verteidigt und erkämpft werden muss.

Die Befreiung des Menschen hin zur Eigenständigkeit im Denken, Wollen und Handeln – exemplarisch dafür steht heute die Bezeichnung »mündiger Bürger« – umfasst auch seinen Status als mündiger Patient. Als solcher erhält er Rückendeckung und Förderung durch die Rechtsprechung, was mittlerweile auch in der Politik und der Ärzteschaft breite Akzeptanz gefunden hat.

So ist es schon seit Jahrzehnten ein zentrales Anliegen unseres Gesundheitssystems, dem Patienten als individuellem Akteur innerhalb seiner gesundheitlichen Versorgung, insbesondere bei medizinischen Vorgehensweisen und ärztlichen Behandlungsentscheidungen bzw. -empfehlungen, mehr Gewicht, d. h. ein Mehr an Selbstbestimmung, zu ermöglichen.

Damit soll auch gleich gesagt sein, was dieses Buch weitgehend außer Acht lässt bzw. nur am Rande behandelt: Es geht nicht um die strukturellen Probleme unseres Gesundheitssystems, wie den von den Bürgern seit Langem beklagten Ärztemangel und den Pflegenotstand, nicht um überbordende Bürokratie in Kliniken und Arztpraxen, den Rückstand bei der Digitalisierung und die anstehende Krankenhausreform. Vielmehr geht es vorrangig um die Position des Bürgers und Patienten innerhalb des existierenden Systems unserer Gesundheitsversorgung: Im Mittelpunkt stehen seine Interessen, seine Rechte und, nicht zuletzt, auch seine moralische Pflicht, für die eigene Gesundheit selbst Sorge zu tragen.

Dass Patienten die eigenen Interessen artikulieren und auch durchsetzen, ist eine vergleichsweise junge Entwicklung. Noch bis in die 1990er-Jahre hinein lag die Expertise, über den Gang der Behandlung eines Patienten zu entscheiden, traditionell allein in ärztlicher Hand. Die ärztliche Autorität infrage zu stellen, ihr gar zu widersprechen, kam einem Sakrileg gleich. Mit anderen Worten: Der Kranke hatte faktisch kein Mitspracherecht; der Arzt behandelte ihn im Sinne des benevolenten (wohlmeinenden), indes autoritativen Paternalismus – mehr oder weniger – wie ein unwissendes und unmündiges Kind. Dabei wurde ihm ein allgemeines Interesse an der eigenen Gesunderhaltung unterstellt.

Dieses Leitbild gehört glücklicherweise der Vergangenheit an. Rufe und Forderungen nach mehr Patientenautonomie, Patientensouveränität, Patientenmündigkeit und Patientenrechten haben auch deswegen Wirkung gezeitigt, weil der Patient zunehmend als Kunde, Verbraucher und Konsument, der eigenverantwortliche Entscheidungen trifft, in den Blick gerückt ist.

Dieses neue Leitbild bleibt nicht unwidersprochen, aus guten und nachvollziehbaren Gründen. Zwar macht der mündige Bürger vor dem mündigen Patienten sicher nicht halt, indes ist zwischen beiden zu unterscheiden: Denn gerade sein Dasein als

Patient – verstanden als das eines kranken, leidenden, hoffenden, vielfach angstbesetzten und zudem meist unwissenden Menschen – stellt ein enormes Hindernis dafür dar, von Wahlfreiheit, Urteilsfähigkeit und selbstbestimmten Entscheidungen Gebrauch zu machen. Ihm gegenüber steht der Arzt mit seiner traditionell hohen Autorität und seinem überlegenen Kenntnisstand, der das prinzipiell asymmetrische Verhältnis von Patient und Arzt begründet.

Umso mehr bleibt es eine Aufgabe der Gesundheitspolitik, mehr noch der Ärzteschaft, den Patienten mittels umfassender Information und Aufklärung in die Lage zu versetzen, eine selbstbestimmte Entscheidung treffen zu können. Das erfordert Dialogbereitschaft und Dialogfähigkeit auf beiden Seiten und führt idealerweise zu einer partizipativen Entscheidungsfindung zwischen Patient und Arzt – und zwar auf »Augenhöhe«.

Aufklärung – im Sinne einer transparenten Darstellung aller Chancen, Risiken und Unsicherheiten einer medizinischen Maßnahme auf Basis bestmöglicher wissenschaftlicher Evidenz – ist die unverzichtbare Grundlage für eine vernünftige, abgewogene und selbstbestimmte Patientenentscheidung. Dem Patienten eine solche Entscheidung zu ermöglichen, ist ein zentrales Anliegen dieses Buches: Die Akteure im Gesundheitswesen müssen, um es in ein medizinisches Bild zu kleiden, zum Geburtshelfer der Patientenautonomie werden.

Aber: Information und Aufklärung des Patienten in dem genannten Sinne sind, um es zurückhaltend auszudrücken, seit jeher Stiefkinder der Gesundheitsversorgung. Nicht nur, dass außerhalb der wissenschaftlichen Medizin ein grenzenloser und von zweifelhaften, falschen, vielfach auch gefährlichen Informationen und Behandlungsangeboten durchsetzter Gesundheitsmarkt in nahezu allen Medien tagtäglich auf Gesunde wie Kranke einwirkt; auch Ärzte und ihre Verbände sowie andere mit Gesundheitsfragen betraute staatliche Einrichtungen wie beispielsweise die Bundeszentrale für gesundheitliche Aufklärung (BZGA) vermitteln häufig einseitige Gesundheitsinformationen und -aufklärung, die oft mehr den Interessen ihrer Anbieter als denen der Bürger und Patienten folgen. Lobend sind hier der Gemeinsame Bundesausschuss (GBA) und das in seinem Auftrag arbeitende Institut für Qualität und Wirtschaftlichkeit im Gesundheitswesen (IQWiG) zu nennen. Deren Verlautbarungen etwa zur Krankheitsprävention und zu neuen Behandlungsmethoden sind zu Recht als verlässlich zu werten, eben weil sie kritisch und nach bestem aktuellen Wissen informieren. Auch einige wenige Printmedien, wie etwa die vorbildlichen Gesundheitsbeilagen der *Frankfurter Allgemeinen Zeitung*, geben hilfreiche und verständliche Orientierung.

Dem atemberaubenden und unaufhaltsamen Fortschritt der Medizin und den mit ihm verknüpften Verheißungen von Gesunderhaltung und Langlebigkeit schenken wir nur allzu gern Glauben. Aus ihnen schöpfen die Anbieter von Gesundheitsleistungen jedweder Art ihre Macht und mit ihr auch die Manipulationsmöglichkeiten gegenüber Gesunden und Kranken. Hier lauert eine kaum zu unterschätzende Gefahr, weil Letztere leicht zum Spielball ihrer Interessen werden und damit ihre eigene kritische Urteils- und Entscheidungsfähigkeit unterminiert wird.

Die Emanzipation des gesunden und kranken Bürgers sollte darauf zielen, seine Eigenverantwortung ernst- und wahrzunehmen, von seinen Rechten als Patient sinnvollen Gebrauch zu machen und seinen Willen respektiert und letztlich akzeptiert zu wissen. Pointiert formuliert heißt dies: Er muss seine Emanzipation auch wollen!

Im vorliegenden Buch indes jeden Winkel der gesundheits- und krankheitsbezogenen Handlungsfelder auszuleuchten, die für den emanzipierten Bürger von Wert sind, ist aus Platzgründen nicht möglich. Ich beschränke mich daher auf ausgewählte Handlungsfelder, die mir erfahrungsgemäß als besonders wichtig erscheinen.

Kapitel 1 befasst sich mit dem Begriff »Gesundheit« und seinen verschiedenen Facetten. Die Faktoren und Einflüsse, die unser gesundheitliches Niveau bestimmen, erörtert Kapitel 2. Kapitel 3 gibt einen Überblick darüber, wie wirkliche Krankheit von Befindlichkeitsstörungen und Normabweichungen abzugrenzen ist, während Kapitel 4 plausibel macht, dass Symptome oder Beschwerden, die ein Mensch als Notfall erlebt, keineswegs mit dem gleichzusetzen sind, was medizinisch tatsächlich ein Notfall ist. Kapitel 5 greift die wohl nie endende Kontroverse zwischen der konventionellen wissenschaftsbasierten Medizin, Naturheilverfahren und alternativmedizinischen Behandlungsmethoden auf. Patientensicherheit ist das Thema von Kapitel 6: Sie umfasst alle Maßnahmen in Arztpraxen, Kliniken und anderen Gesundheitseinrichtungen, die darauf abzielen, Patienten vor vermeidbaren Schäden in Zusammenhang mit der Heilbehandlung zu schützen. In engem Zusammenhang damit steht Kapitel 7, das für die Rechte sensibilisiert, die Patienten zustehen und von Behandlern und Kostenträgern unbedingt zu respektieren sind. In Kapitel 8 erfahren Sie, welche Möglichkeiten Ihnen als Patient bei Behandlungsfehlern seitens medizinischen Personals zustehen. Kapitel 9 geht auf die Themen Überdiagnostik und Übertherapie ein – also für die Gesunderhaltung nicht notwendige medizinische Leistungen, die weder die Qualität des Lebens noch dessen Dauer erhöhen. Kapitel 10 stellt die komplexe Frage nach dem »guten« Arzt. Was ihn ausmacht und woran er für den Patienten erkennbar ist, dazu gibt dieser Abschnitt des Buches Hinweise und Empfehlungen. Kapitel 11 zeigt, wie sich ärztliches Fehlverhalten, das zusehends häufiger wird, bekämpfen lässt. Die »Volkskrankheit Übergewicht« steht im Fokus von Kapitel 12 ebenso wie die am Horizont erscheinende Abnehmspritze, in die Millionen von Menschen ihre Hoffnung setzen. Nahrungsergänzungsmittel (NEM) sind buchstäblich in aller Munde – Pro und Contra und wo gegebenenfalls auch Gefahren liegen, diskutiere ich in Kapitel 13. Kapitel 14 nimmt die oftmals von Ärzten angebotenen Individuellen Gesundheitsleistungen (IGeL) in den Blick, während Kapitel 15 die Vor- und Nachteile der elektronischen Patientenakte (ePA) erläutert. Kapitel 16 widmet sich dem virulenten Thema Prävention. Welchen Gewinn ziehen die unterschiedlichen Präventionsstrategien nach sich? Und welche Maßnahmen sind wirklich sinnvoll? Gesundheit bis ins hohe Alter zu erhalten, ist ein Desiderat westlicher Gesellschaften. Wie das mit geringem Aufwand und zudem ohne Kosten bis ins hohe Alter gelingt, steht in Kapitel 17 zu lesen. Kapitel 18 wendet sich dem Zusammenhang von Gebrechlichkeit und Alter zu. Kapitel 19 erörtert das Für und Wider der Alzheimer-Frühdiagnostik, die seit einigen Jahren möglich ist. Und schließlich wende ich mich in Kapitel 20 dem Lebensende zu und erörtere insbesondere die Optionen, die nicht allein schwerst leidenden Menschen offenstehen: Patientenverfügung, Palliativmedizin, ärztliche Suizidbeihilfe. Kapitel 21 widmet sich dem hoch umstrittenen Thema Organspende, während das letzte Kapitel Vorschläge macht, wie der Patient in der derzeitigen Verfassung unseres Gesundheitssystems wieder mehr in den Mittelpunkt rücken kann. Zu guter Letzt geht es um die Gefahren, denen man sich aussetzt, wenn man gerade auf den großen Social-Media-Plattformen erscheinende Gesundheitsinformationen unkritisch zur Kenntnis nimmt.

*

Ich habe dieses Buch als Arzt geschrieben, der seit über vier Jahrzehnten Patienten berät und behandelt, aber auch als Patient, der selbst seit vielen Jahren mit mehreren ernsthaften Erkrankungen lebt. Aus beiden Erfahrungen heraus kenne ich die zentralen Felder unserer gesundheitlichen Versorgung, zumal die spannungsreiche Beziehung von Patient und Arzt, von Eigenverantwortung und Anspruch auf medizinische Versorgung, nur zu gut – und weiß, wo ihre Herausforderungen und Defizite liegen.

Als Arzt verfüge ich über umfangreiche Erfahrungen in mehreren medizinischen Fachgebieten: Zunächst war ich in der Anästhesiologie, Gynäkologie, Unfallchirurgie an verschiedenen norddeutschen Kliniken tätig, ehe ich mich schließlich in Berlin auf die Innere Medizin konzentrierte und 1991 die Anerkennung als Internist und später auch als Notfallmediziner erhielt. Zwischenzeitlich arbeitete ich als Praxisvertreter, als Schiffsarzt auf einem EU-Fischereischutzboot und nahm in den 1980er-Jahren an einem Nothilfeprojekt teil, das über mehrere Monate kambodschanische Pol-Pot-Flüchtlinge in thailändischen Lagern ärztlich versorgte. Am Berliner Urban-Krankenhaus engagierte ich mich über Jahre hinweg für die hier zahlreich eingelieferten Opiatabhängigen und ihre klinische Versorgung mit Methadon. Als Stationsarzt oblag mir zunächst die Behandlung internistischer, insbesondere kardiologisch erkrankter Patienten, es folgten sechs Jahre Intensivstation einschließlich regelmäßiger Notarztwageneinsätze. Während meiner letzten Jahre übernahm ich als Chefarzt die Leitung der Rettungsstelle der Klinik. Meine letzte Aufgabe vor meiner Pensionierung 2013 war die Mitgründung eines Hospizes in Berlin. Bis heute bin ich privatärztlich tätig, nehme an der Notfallversorgung von Patienten teil und betreue schwer erkrankte Patienten.

Vier Anliegen, Merkmale und Verpflichtungen ziehen sich durch meine Tätigkeit als Arzt wie ein roter Faden:

- Immer versuche ich, die Behandlung eines Patienten so zu gestalten, dass sie für ihn mit den geringstmöglichen Belastungen und Risiken einhergeht, nach bestem Wissen und Gewissen. Wichtigstes Mittel hierzu ist das anamnestisch-diagnostische Gespräch, das dem Patienten allzu oft überflüssige, risikoreiche und kostspielige Behandlungen erspart.
- Mein ärztliches Selbstverständnis ist eher das eines »Generalisten« in dem Sinne, dass ich mir zutraue, bei bestimmten Symptomen oder Krankheitserscheinungen eine bestimmte Vorgehensweise zu indizieren oder zu empfehlen, ohne sie selbst auch praktisch durchzuführen. Beispielsweise ist es eine Sache, zu wissen, wann eine Magenspiegelung angezeigt ist; eine andere, sie auch selbst vorzunehmen oder vornehmen zu können. Damit verknüpft ist meine Hochschätzung kollegialen Rats (Zweitmeinung), gerade dann, wenn für einen Kranken mehrere Behandlungsoptionen existieren. Denn eine Behandlungsentscheidung grundsätzlich auf mehrere Schultern zu verteilen, dient dem Patienten und entlastet den einzelnen Arzt.
- In gewisser Weise hatte ich immer auch das Selbstverständnis eines »Randgruppenarztes«: Mich sozial Benachteiligten, Suchtkranken, chronisch Kranken und Sterbenden zuzuwenden, war mir immer ein besonderes Anliegen.
- Verpflichtend und maßgeblich für ärztliches Handeln und Entscheiden ist für mich die »Charta zur ärztlichen Berufsethik«. In ihr heißt es gleich zu Anfang: »Das Primat des Patientenwohls beruht auf der grundsätzlichen Verpflichtung des Arztes, den Interessen des Patienten zu dienen (…) die Interessen des Patienten sind über die des Arztes zu stellen

> (…).« Diesem Prinzip zu folgen, war mir in meiner ärztlichen Arbeit immer ein prioritäres Anliegen, das sich nicht zuletzt auch in zahlreichen von mir verfassten Zeitschriftenartikeln und Büchern widerspiegelt.

Andererseits: Auch ich erlag, vergleichsweise früh, dem Dasein als Patient. Bis dahin war ich dem Trugbild verfallen, ein Attribut meines ärztlichen Berufs sei eine quasi natürliche persönliche Krankheitsresistenz, indes eine geradezu törichte Selbsttäuschung, die maßgeblich dazu beitrug, dass ich mit mir selbst wenig achtsam umging. Ich war übergewichtig, aß zu kalorienreich, oft anfallsartig, rauchte und bewegte mich kaum. Mein Blutdruck war zu hoch, meine Blutfettwerte ebenfalls. Über Jahre absolvierte ich monatlich fünf Nachtdienste, litt unter hohem Stress und konnte kaum Zeit für mich selbst und mein Sozialleben erübrigen. Und so kam es, wie es kommen musste: Nach einem Herzinfarkt vertauschte ich im Dezember 2003 erstmals meinen weißen Kittel mit einem lindgrün geschlitzten Klinikhemd und fand mich dort wieder, wo ich vormals jeden Morgen meine Patienten begrüßt hatte – in einem Klinikbett. Es sollte nicht das letzte bleiben, denn auch von einer Krebserkrankung blieb ich nicht verschont.

Auch wenn mir als Kollege nicht selten eine gewisse Vorzugsbehandlung zuteil wurde, erlebte und durchlebte ich doch immer wieder alle Ängste, Zweifel und Fragen, die mehr oder weniger alle Patienten umtreiben, gerade dann, wenn die Behandlung einer lebensbedrohlichen Erkrankung ansteht; einen Arzt wie mich umso mehr, als ich mich bezüglich der Chancen, Unwägbarkeiten und möglichen Fehlerhaftigkeit einer Behandlung besser auskannte als sogenannte Normalpatienten: War ich in den Händen der mich jeweils behandelnden Kollegen wirklich bestmöglich aufgehoben? Welche Qualifikation und Erfahrung war ihnen eigen? Konnte ich ihnen vertrauen? Was lag in ihrer »Macht« und was nicht? Über welche Sorgfalt und manuelle Geschicklichkeit verfügten sie, etwa bei körperlichen Eingriffen wie Operationen, Katheterinterventionen oder einer Tumorbehandlung? Hinzu kamen beunruhigende Fragen gänzlich anderer Art, Fragen, die ich an mich selbst zu richten hatte: Was hatte ich selbst für meine Gesunderhaltung getan, was hatte ich versäumt? Auch über mein eigenes Lebensende dachte ich immer wieder nach: Was würde ich wollen, wenn mein Leben irgendwann möglicherweise als Wachkomapatient oder Hirntoter enden sollte? Wäre ich zu einer Organspende bereit? Stand ich auch als Kranker noch zu dem, was ich Jahre zuvor in gesunden Tagen in meiner Patientenverfügung niedergelegt hatte?

Meine hier in aller Kürze dargestellten Erfahrungen als Arzt und Patient gehören zum »Unterholz« – ein IT-Spezialist würde sagen, zum »Bios« – des vorliegenden Buches. Sie haben den Boden dafür bereitet, eine Orientierungshilfe für Patienten zu schaffen, die es ihnen ermöglicht, sich besser in unserem Gesundheitssystem zurechtzufinden. Zudem ist es mir ein Anliegen, ihnen die nötigen Mittel und Wege an die Hand zu geben, um ihre Autonomie und Kompetenz als Patienten zu stärken, ihre Selbstwirksamkeit zu fördern und sie damit in die Lage zu versetzen, selbstbestimmt im Medizinbetrieb zu agieren.

KAPITEL 1

Gesundheit: ein Begriff, viele Bedeutungen

Gesundheit ist ein vielschichtiger Begriff. Seit jeher setzen sich Ärzte, Philosophen, Theologen, politische Entscheidungsträger und andere Berufene mit der Bedeutung und dem Wesen von individueller und kollektiver Gesundheit auseinander. Bereits vor über 2000 Jahren wurde Gesundheit als ein Zustand verstanden, der zum einen durch den individuellen Lebensstil erhalten, zum anderen durch die Behandlung von Krankheit wiederhergestellt werden kann – eine Sichtweise, die bis heute Gültigkeit beansprucht. Doch auch wenn damit zwei zentrale Einflussfaktoren benannt werden, beschreibt diese Definition lediglich, was auf Gesundheit wirkt – nicht jedoch, was sie im Kern ausmacht. Aus einem einfachen Grund: *Eine* Definition des Begriffs »Gesundheit« ist deswegen bis heute nicht gelungen, weil je nach Zeitalter, naturwissenschaftlichem Kenntnisstand, medizinischer, philosophischer oder theologischer Denkrichtung unterschiedliche Perspektiven auf das, was Gesundheit ihrem Wesen nach ist, wirksam wurden und werden.

Die WHO-Definition der Gesundheit

Unbestreitbar ist, dass Gesundheit ein elementares menschliches Anliegen und Bedürfnis ist. Zu Recht wurde Gesundheit deshalb 1945 als Grundrecht in die »Allgemeine Erklärung der Menschenrechte« (Artikel 25) aufgenommen. In ihrem Kontext veröffentlichte die Weltgesundheitsorganisation (WHO) im darauffolgenden Jahr eine bahnbrechende Neudefinition von Gesundheit, die, trotz mancher Kritik an ihr, immer noch die vorherrschende ist: »Gesundheit ist ein Zustand des vollständigen körperlichen, geistigen und sozialen Wohlbefindens und nicht nur die Abwesenheit von Krankheit und Gebrechen.«

Genau genommen – das geht aus der Präambel zu Artikel 25 klar hervor – formuliert die WHO hier Grundsätze *(principles)* und keine Definition, die wissenschaftlichen Kriterien genügt; dennoch hält sich die Formel »WHO-Definition« bis heute. Ihr Verdienst besteht darin, dass sie das Verständnis von Gesundheit aus der traditionellen Zuständigkeit der Medizin gelöst hat und damit nicht mehr nur krankheitsbezogen definiert. Gesundheit erfordert vielmehr die Wirksamkeit positiver kultureller, ökonomischer und sozialökologischer Voraussetzungen. Damit bereitete die WHO-Definition den Weg für das erst Jahrzehnte später entwickelte »bio-psycho-soziale Modell« von Gesundheit und Krankheit.

Kritik zog und zieht die WHO-Definition auch deshalb auf sich, weil sie angesichts der konkreten, vielfach katastrophalen Lebensbedingungen des größten Teils der Menschheit (insbesondere auf der südlichen Erdhalbkugel) als Illusion erscheinen muss. Beanstandet wurde zudem, dass die WHO-Definition Gesundheit als einen statischen Zustand bezeichnet und nicht als einen Prozess, der Veränderung beinhaltet.

Befragungen der Bürger ergeben regelmäßig: »Gesundheit ist das höchste Gut.« Eine apodiktische Aussage, die, wenn man sie ernst nimmt, irritiert. Ist sie mehr als eine dahingesagte Floskel, eine Plattitüde? Was verbirgt sich dahinter? Was folgt aus ihr? Gibt es überhaupt *die* Gesundheit?

Ein Mensch, der sich gesund »fühlt«, wird sich kaum weiteren Gedanken über sie hingeben, bestenfalls wird er dafür Sorge tragen, dass sie ihm erhalten bleibt. Ein (chronisch) Kranker oder Behinderter wird sie herbeisehnen, vielleicht ein Leben lang um sie kämpfen, möglicherweise darüber depressiv werden und sich ausgeschlossen fühlen.

Wenn ich in der Notfallambulanz bei einem mir bis dahin unbekannten Patienten die Anamnese erhebe, frage ich eingangs: »Waren Sie bisher gesund? Waren Sie schon einmal im Krankenhaus? Nehmen Sie Medikamente ein?« Diejenigen, die sich für gesund halten (und weder Klinikaufenthalte hinter sich haben noch Medikamente einnehmen), antworten mit einem knappen »Ja«, »Ich hoffe doch!«, »Ich fühle mich bestens«, »Selten hab ich mal Kopfschmerzen, aber nur vorübergehend« oder Ähnlichem.

Menschen mit Vorerkrankungen reagieren verständlicherweise völlig anders, jedoch sehr unterschiedlich; manche fatalistisch, selbstmitleidig, offen oder verhalten depressiv: »Gesundheit? Das war einmal ... seit meiner Darmkrebsoperation und der Anlage eines Anus praeter bin ich nur noch ein halber Mensch, ich schäme mich.« Ein anderer: »Irgendwie muss es ja weitergehen nach meinem Schlaganfall, aber die Freude am Leben ist mir seit Langem vergangen.« Manche hingegen reagieren tapfer und couragiert: »Vor einem halben Jahr wurde mir die linke Brust abgenommen, seitdem mache ich Chemo, die vertrage ich ganz gut, und eigentlich fühle ich mich doch ziemlich gesund.« Eine junge Diabetikerin, die mich wegen einer Handverletzung aufsuchte, bemerkte beiläufig: »Jeden Tag

Blutzucker messen, Insulin spritzen und Diät halten ... schön ist das nicht, fühle mich aber sonst ganz fit ... man gewöhnt sich an alles.«

Dass selbst im Zustand schwerster Erkrankung oder Behinderung eine Deutung der eigenen Lebenssituation nicht allein als erträglich, sondern sogar als Zustand des Wohlbefindens erlebt werden kann, mag ein weiterer meiner Patienten illustrieren.

Thomas S., 32 Jahre alt, war seit vier Jahren infolge eines Unfalls vom Hals an abwärts querschnittsgelähmt und damit vollständig von seinen Mitmenschen abhängig, Atmung und Sprachvermögen waren nicht beeinträchtigt. Weil es sich um einen Arbeitsunfall handelte, war durch die Berufsgenossenschaft eine optimale Behandlung und pflegerische Versorgung sichergestellt, im Falle von Herrn S. eine Rund-um-die-Uhr-Pflege durch drei gleichaltrige männliche Pflegekräfte, von denen immer eine in seiner Nähe war. Tagsüber saß er im Rollstuhl, unternahm mit seinen Pflegern Einkaufs- und Spazierfahrten, Konzertbesuche und sogar Urlaube. Abends hievten sie ihn ins Bett und morgens wieder in den Rollstuhl. Morgentoilette und Frühstück schlossen sich an, er wurde gefüttert. Eben das aber machte, wenn auch selten, Komplikationen: Er verschluckte sich und begann, heftig zu husten und zu würgen, weil Nahrung und Flüssigkeit in Luftröhre und Lunge statt in Speiseröhre und Magen gelangt waren. Dann veranlassten seine Pfleger, die Thomas S. »meine Freunde« nannte, eilends einen Transport in die Rettungsstelle – glücklicherweise wohnte er in der Nähe unserer Klinik –, weil er abgesaugt werden musste; eine unangenehme Prozedur, bei der er nach Kräften mitarbeitete. War das Absaugmanöver überstanden, entspannte er sich und lächelte selig: »Ach, was hab ich für ein Glück, jetzt geht's mir wieder richtig gut!« Beim Verlassen der

Rettungsstelle raunte mir einer seiner Pfleger zu: »Nie hadert er mit seinem Schicksal, keine Spur von Depressionen, immer hat er Ideen, will etwas unternehmen und ist zu Späßen aufgelegt. Es macht uns eine Riesenfreude, für ihn da zu sein.«

Nicht verkannt werden darf, dass Thomas S. – wenn auch von empathischen Menschen umgeben und versorgt – offenbar über ungewöhnliche psychische und mentale Ressourcen verfügt, die ihn sein schweres Schicksal nicht nur ertragen lassen, sondern es in Lebenszufriedenheit, ja sogar in ein Stückchen Glück wenden. Diese Ressourcen bestehen in dem Vermögen, sich an wandelnde Daseinsbedingungen im Sinne der Resilienz zu adaptieren. Nicht wenige Patienten, die sich mit vergleichbar schweren Erkrankungen oder Behinderungen dahinquälen, können solche Ressourcen nicht mobilisieren; im Gegenteil, sie wünschen vielmehr – nachvollziehbar – ein Ende ihres Leidens.

Gesundheit – die Sicht der Ärzteschaft

Die Medizin bzw. die Ärzteschaft hat bis heute kein eigenes Konzept von Gesundheit, im Sinne eines positiven Gesundheitsbegriffs, erarbeitet. Zwar hat die Medizin in vielen ihrer Teilgebiete (Physiologie, Molekularbiologie, klinischer Chemie u. a.) zu einem Verständnis beigetragen, was Gesundheit auch ist, dass sie nämlich gewissen morphologischen und funktionalen Bedingungen unterliegt; doch bestimmt sich im Kern ihr Gesundheitsbegriff immer noch in der Abwesenheit von Krankheit (wenn man so will, eine negative »Definition« von Gesundheit). Hier, in der Definition von pathophysiologisch fassbarer Krankheit, liegen ihre eigentlichen Meriten. Also darin, wie der Körper unter den krankhaften Veränderungen abweichend funktioniert und welche Funktionsmechanismen zu der krankhaften Veränderung führen (Pathogenese).

Demzufolge konnte es nicht ausbleiben, dass die Medizin sich einem immer komplexer werdenden, weitestgehend biologistischen Krankheitsverständnis verschrieb: Krankheit wird (wieder!) gemessen, und zwar in Bildern und Zahlen. So wird beispielsweise auf Basis epidemiologischer Daten das Blutdruckverhalten der Bevölkerung ermittelt, um daraus Normwerte für den systolischen und diastolischen Blutdruck zu definieren. Ähnlich wird festgelegt, was eine normale (= gesunde) Körpertemperatur ist. Jedes Organ, ob gesund oder krank, gehorcht in der Bildgebung (CT, Angiographie, Sonographie u. v. m.) bestimmten strukturellen Kriterien. Ebenso zeigen Laborwerte (Zahlen) an, ob ein Organ oder Organsystem aus seinem physiologischen Gleichgewicht geraten ist. Kurvenverläufe wie EKG, EEG, EMG »beweisen« bestimmte Funktionseinschränkungen der Organe und damit Krankheit oder Gesundheit.

Relative, bedingte und funktionale Gesundheit

Seit der 80 Jahre zurückliegenden WHO-Definition sind immer wieder Versuche unternommen worden, diese Definition zu erweitern bzw. sich einer aktuelleren Definition anzunähern. Denn die zunehmende Hochaltrigkeit sowie die Fortschritte der Medizin in Diagnostik und Behandlung chronisch degenerativer Erkrankungen (Hochdruck, Krebs, HIV-AIDS u. v. m.), die vormals meist tödlich verliefen, haben ihr Management massiv verändert: Derartige Erkrankungen können heute durch lebensbegleitende Therapie und Gesundheitsförderung so verlaufen, dass an ihnen Erkrankte bei weitestgehender Beschwerdefreiheit eine Lebenserwartung haben, die der eines nicht erkrankten Menschen entspricht. Ein klassisches Beispiel ist der übergewichtige Diabetiker, der, wenn er mit Antidiabetika behandelt wird, seinen Blutzucker kontrolliert, sich an Diät hält, sein Körpergewicht reduziert und sich ausreichend bewegt, ein bis ins hohe Alter normales Leben führen kann. In den Vereinigten Staaten spricht man von *half-way-technologies* (zu denen übrigens auch die Organtransplantation zählt): Zahlreiche Krankheiten und ihre Symptome lassen sich zwar nicht ursächlich behandeln, doch lassen sie sich so weit kontrollieren, dass ein der Gesundheit vergleichbarer Zustand resultiert.

Offensichtlich ist: *Die* Gesundheit gibt es nicht. Sie trifft vielmehr dann auf einen Menschen zu, wenn er über die Fähigkeit verfügt, die schicksalhaften Herausforderungen des Lebens aktiv und produktiv anzugehen und zu gestalten.

Die meines Erachtens durchdachteste und umfassendste Annäherung an einen integrativen und interdisziplinären Begriff von Gesundheit legten die Gesundheitswissenschaftler Klaus Hurrelmann und Peter Franzkowiak 2013 vor. Bezeichnenderweise enthält sich ihre »Definition« der körperlichen Seite der Gesundheit: »Gesundheit bezeichnet den Zustand des Wohlbefindens einer Person, der gegeben ist, wenn diese Person sich psychisch und sozial in Einklang mit den Möglichkeiten und Zielvorstellungen und den jeweils gegebenen äußeren Lebensbedingungen befindet. Gesundheit ist nach diesem Verständnis ein angenehmes und durchaus nicht selbstverständliches Gleichgewichtsstadium von Risiko- und Schutzfaktoren, das zu jedem lebensgeschichtlichen Zeitpunkt immer erneut in Frage gestellt ist. Gelingt das Gleichgewicht, dann kann dem Leben Freude und Sinn abgewonnen werden, es ist eine produktive Entfaltung der eigenen Kompetenzen und Lernpotenziale möglich, und es steigt die Bereitschaft, sich gesellschaftlich zu integrieren und zu engagieren.«

Hurrelmann spricht an anderer Stelle auch von relativer Gesundheit im Sinne eines Gesundheits-Krankheits-Kontinuums: Von psychischen oder körperlichen Störungen oder Erkrankungen beeinträchtigte Menschen bewältigen diese in unterschiedlichem Ausmaß. Sie sind nicht ausschließlich krank; sie verfügen meist über Energien und Ressourcen, die ihnen ein Leben in relativer oder bedingter Gesundheit ermöglichen.

Das derzeit dominierende Gesundheitskonzept fußt auf dem »bio-psycho-sozialen Modell«, das im ICF *(International Classification of Functioning, Disability and Health)* niedergelegt ist. Laut ihm gilt (nach Hurrelmann) eine Person dann als funktional gesund, wenn drei Bedingungen erfüllt sind:

- ihre körperlichen Funktionen einschließlich des seelischen Bereichs und der Körperstrukturen denen eines gesunden Menschen entsprechen (Konzept der Körperfunktionen und -strukturen);
- sie all das tun kann, was von einem Menschen ohne Gesundheitsprobleme erwartet werden darf (Konzept der Aktivitäten);
- sie ihr Dasein in allen ihr wichtigen Lebensbereichen in der Weise und dem Umfang entfalten kann, wie es von einem Menschen ohne gesundheitliche Beeinträchtigung der Körperfunktionen oder -strukturen oder der Aktivitäten erwartet wird (Konzept der Teilhabe).

Dieses Gesundheitskonzept setzt das WHO-Modell nicht außer Kraft, es konkretisiert und überschreitet es jedoch: Nicht mehr Krankheit und ihre Folgen stehen in seinem Mittelpunkt. Es orientiert sich vielmehr am Vermögen einer Person, die sie betreffende Realität produktiv zu verarbeiten und zu gestalten.

Dass chronische Krankheit, Immobilität oder andere Weisen

der Behinderung bei den von ihnen betroffenen Menschen – nach meiner Erfahrung sogar in der Mehrzahl der Fälle – nicht mit Depressionen, Niedergeschlagenheit und Teilnahmslosigkeit einhergehen, hat mich immer wieder überrascht, wofür auch mein Patient Thomas S. (siehe S. 23) ein treffendes Beispiel abgibt. Besonders das Schicksal blinder Menschen, denen trotz ihres schweren Leidens Zuversicht, Lebensfreude, Anpassungs- und Leistungsfähigkeit nicht fremd sind, gegenwärtig von der erblindeten Präsidentin des Sozialverbandes VdK und ehemaligen Biathletin Verena Bentele eindrucksvoll verkörpert, ringt mir Bewunderung ab. Ein Paradox scheint mir solchem Behauptungswillen zugrunde zu liegen: Offenbar können gerade gesundheitliche Beeinträchtigungen in Menschen ungeahnte Potenziale und Ressourcen freisetzen und sie subjektiv Gesundheit und Lebenszufriedenheit erleben lassen, die sie vielleicht ohne gesundheitliche Einbußen niemals erfahren hätten.

Der ärztliche Auftrag – zwischen Krankenbehandlung und Patientenwünschen

Wir leben in einer Zeit, in der das, was die bestmögliche Entfaltung des Ego – vulgo: Selbstverwirklichung – betrifft, zu einem überragenden individuellen Desiderat geworden ist (eher allerdings für Angehörige der Ober- und Mittelschicht unserer Gesellschaft als für diejenigen, die unter prekären Verhältnissen zu leben genötigt sind). Die Sorge und das Bemühen um Gesunderhaltung und Fitness rangieren dabei auf einem der vordersten Plätze. Ein unübersehbares und florierendes Konglomerat ebenso verheißungsvoller wie zweifelhafter Angebote hat eine Gesundheits-, Wellness- und Anti-Aging-Industrie geschaffen, der sich kaum ein Mensch entziehen kann und mag: Sie reicht von Stressreduktions-Seminaren, zertifizierten Life-Coaches und Wellness-Quickies an Flughäfen über Ayurveda, Selbstmedikation mit sogenannten Vitalstoffen und astrologischer Orientierung am sogenannten sechsten Haus der Gesundheit bis hin zu Lomi-Lomi-Nui-Massagen und Einreibungen mit Goldstaub. Ein grenzenloser Markt, dem es auch darum geht, »eine positive Sucht aufzubauen«, wie es der Freizeit-Unternehmensberater Carl-Otto Wenzel bereits 2004 zutreffend formulierte. Diesem übermächtigen Markt hängen in den westlichen Gesellschaften zunehmend mehr Menschen an. Die vormals schlichte Frage »Was ist gesund? Wie bleibe ich es?« steht längst im Schatten der drängenderen Frage nach dem ultimativen Glück. Und deren Beantwortung ist, wenn auch uneingestanden, eng verknüpft mit der Aussicht auf ein tendenziell ewiges Leben. Die Definition der Gesundheit als »das Schweigen der Organe« – so noch von dem Philosophen Hans-Georg Gadamer auf eine schlichte Formel gebracht – oder, wie im vorigen Kapitel dargestellt, als der außergewöhnliche Zustand körperlichen, geistigen seelischen und sozialen Wohlbefindens ist zwar nach wie vor gültig, faktisch indes ein alter Hut.

Die Avantgarde der Gesundheitsbewegten will mehr: Souveränitätsgewinn, Erlebnisintensivierung und Leistungssteigerung stehen auf ihrer Agenda, mit welch zweifelhaften Mitteln und auf welchen Wegen auch immer. Getrieben wird sie von milliardenschweren Biotechnologie- und Pharmaunternehmen, deren Verheißungen letztlich darauf zielen, das Schicksalhafte eines jeden menschlichen Lebens aus diesem auszutreiben. Gesundheit ist nicht mehr allein Lebensmittel, sie wird für mehr und mehr Menschen zum Lebenszweck, zu einer Aufgabe, die die permanente Selbstoptimierung anstrebt, »wenn auch auf Kosten des selbstvergessenen Genusses, der reinen Freude am Dasein und der Hingabe an etwas anderes als sich selbst«, so die Kulturjournalistin Brigitte Scherer.

Nüchterner formuliert geht es um das, was als »wunscherfüllende Medizin« – treffender: Medizin *ohne* Krankheitsbezug – in der Ärzteschaft, unter Ethikern und in der Öffentlichkeit seit Jahren kontrovers diskutiert wird. Ist es legitim, dass ein gesunder, also nicht kranker einwilligungsfähiger Mensch von Ärzten erwarten oder gar fordern darf, seine Wünsche nach körperlicher Neugestaltung oder mentaler Optimierung zu erfüllen? Vice versa: Ist es mit der ärztlichen Ethik vereinbar, dass ein Arzt seinen klassischen Heilauftrag, nämlich *Kranke* zu behandeln, derart »überdehnt«, dass er auch *Gesunde* auf ihren Wunsch hin quasi als *Kranke* behandelt; letztlich bis hin zu Menschen mit dem bizarren Begehren nach der Amputation einer Extremität, fachsprachlich Apotemnophilie* genannt?

Der *klassische* ärztliche Heilauftrag hat immer und ausschließlich Bezug zu dem, was im konventionellen Sinn als *Krankheit* verstanden wird. Ihm sind fünf unbestrittene Merkmale eigen:

- Prävention von Krankheit und Förderung von Gesundheit
- Linderung bei Leid und Schmerz
- Heilung/Behandlung von Krankheit
- Vermeidung eines vorzeitigen Todes
- Umfassende Sorge für ein friedliches Sterben

* *Apotemnophilie ist eine sexuelle Präferenz für Menschen mit fehlenden Gliedmaßen. Sie ist eine Form des Deformationsfetischismus, der eine sexuelle Vorliebe für körperliche Verstümmelungen oder Missbildungen bezeichnet.*

Dieser Heilauftrag wiederum gehorcht der *allein* vom Arzt zu stellenden und von ihm zu begründenden Indikation (oder Kontraindikation) für eine diagnostische oder therapeutische Maßnahme *unter der Bedingung eines erwartbaren Nutzens und einer Vermeidung von Schaden für den Patienten.* Vor der Umsetzung der Indikation in ärztliches Handeln (chirurgischer Eingriff, Medikamentenverordnung u. v. a.) muss der Arzt sodann das informierte Einverständnis des Patienten einholen. Damit ist ein Kernstück ärztlicher Identität formuliert und zugleich die Beziehung zwischen Patient und Arzt.

Fakt ist: Längst orientiert sich der ärztliche Heilauftrag nicht mehr allein am Krankheitsbezug, also auf die Vorbeugung und Behandlung dessen, was traditionell unter Krankheit verstanden wird; vielmehr wird aufgrund des medizinischen Fortschritts die Erfüllung von Wünschen gesunder Menschen zusehends zu einer Option ärztlichen Handelns (auf das durchaus auch ökonomische ärztliche Eigeninteressen Einfluss nehmen): Ob kosmetische Chirurgie, Reproduktionsmedizin, Lifestyle-Medizin, legale Leistungssteigerung im Sport oder mentales Enhancement – grenzenlos erscheinen die medizinischen Möglichkeiten, die menschliche Existenz vermeintlich oder tatsächlich aufzuwerten und zu vervollkommnen. Dies illustrieren auch die folgenden beiden Fälle:

Ein 25-jähriger junger Mann kam mit einem ungewöhnlichen Anliegen in die Rettungsstelle, nachdem es zuvor mehrere niedergelassene Ärzte abgelehnt hatten, diesem zu entsprechen: Im Rahmen seines Bodybuilding-Trainings wünschte er von mir ein Rezept für ein Testosteron-Präparat, um seinen Muskelaufbau zu beschleunigen, in der Überzeugung, damit seinem Körperbild näher zu kommen. Nach Anamneseerhebung und einer körperlichen Untersuchung schien er mir in bester körperlicher Verfassung, die im Übrigen von einer ausgeprägten Muskulatur zeugte. Ich lehnte eine Testosteron-Verschreibung daher mit dem Hinweis ab, dass es sich in seinem Fall um pures Doping handele. Testosteron sei nur bei einem klinisch oder labormedizinisch nachgewiesenen Mangel verschreibungsfähig, der bei ihm sicher nicht vorliege. Zudem seien erhebliche Nebenwirkungen, wie eine erhöhte Thromboseneigung, Leberschäden und eine verminderte Spermienqualität, nicht auszuschließen. Bezüglich seines Verschreibungswunsches von Testosteron bestehe also eine klare Kontraindikation. Bedauerlicherweise erwies er sich trotz eingehender Aufklärung als beratungsresistent und verließ den Behandlungsraum mit der Bemerkung, dass er dann versuchen werde, sich im Darknet das Medikament zu beschaffen.

Erwägungen dessen, was als natürlich oder als krankhaft anzusehen ist, haben an Bedeutung verloren. An ihre Stelle treten zusehends individuell zu definierende »Gesundheiten«, wie sie schon in einem berühmten Aphorismus Friedrich Nietzsches zum Ausdruck kommen: »Denn eine Gesundheit an sich gibt es nicht, und alle Versuche, ein Ding derart zu definieren, sind kläglich missraten. Es kommt auf dein Ziel, deinen Horizont, deine Kräfte, deine Antriebe, deine Irrtümer und namentlich auf die Ideale und Phantasmen deiner Seele an, um zu bestimmen, was selbst für deinen Leib Gesundheit zu bedeuten habe. Somit gibt es unzählige Gesundheiten deines Leibes.« Das zeigt auch der folgende Fall:

Meine Tochter – ich bin nicht ihr leiblicher, doch ihr sozialer Vater –, heute eine erwachsene junge Frau, litt schon als Mädchen unter ihren abstehenden, von ihr selbst so genannten »Segelohren«. Ihre Freundinnen und Mitschüler verspotteten sie als »Dumbo« (nach dem Disney-Film *Dumbo, der fliegende Elefant*, dessen Protagonist zu große Ohren hat), hänselten und mobbten sie. Infolgedessen verstärkte sich im Lauf der

Jahre ihr Wunsch, diese Entstellung operativ zu korrigieren. Ihre Mutter reagierte zunächst verständnislos: Sie sei eine ausgesprochen attraktive, intelligente und selbstbewusste junge Frau, die mit diesem Wunsch vor einem vermeintlichen Schönheitsideal kapituliere. Aber als sie bemerkte, dass das tiefe Leid ihrer 28-jährigen Tochter sich auch darin zeigte, dass kein Tag verging, an dem sie nicht auf eine solche OP zu sprechen kam, lenkte sie ein. So kam es schließlich zu einer beidseitigen Otoplastik, die zu einem exzellenten Ergebnis führte. Da meine Tochter bereits erwachsen war und es sich um eine Individuelle Gesundheitsleistung (IGeL, siehe Kapitel 14) handelte, musste sie für die Kosten selbst aufkommen. (Bis zum Alter von zwölf Jahren wird eine indizierte Otoplastik von den Gesetzlichen Kassen übernommen.)

Unberührt davon, ob der ärztliche Heilauftrag sich als im traditionellen Sinn krankheitsbezogen oder als wunscherfüllend versteht, ist der Arzt verpflichtet, professionsethische Grundsätze nicht zu verletzen: Seine Behandlung darf dem Patienten nicht schaden *(primum nil nocere)*, und sie muss, wie im Fall meiner Tochter, mit einem erwartbaren Nutzen für ihn einhergehen. Nur wenn dies zwischen Arzt und Patient ausführlich erwogen wird, kann idealerweise eine gemeinsame Entscheidung für oder gegen eine wunscherfüllende Behandlung getroffen werden.

KAPITEL 2

Schlüssel zur Gesundheit: sozioökonomischer Status, Verhalten und Umweltfaktoren

Gesundheit ist – wie bereits beschrieben – ein vielschichtiger Prozess, der von zahlreichen Faktoren beeinflusst wird: von unserer Lebensweise und unserem Verhalten ebenso wie vom (sozialen) Umfeld, Einkommen und Bildungsniveau. Diese Einflüsse wirken sich nicht nur auf den Gesundheitszustand aus, sondern auch auf die Lebenserwartung – und die hat sich in den vergangenen 150 Jahren mehr als verdoppelt. Mitte des 19. Jahrhunderts lag sie im Durchschnitt bei 35,6 Jahren für Männer und 38,5 Jahren für Frauen; heute beträgt sie laut aktueller Sterbetafel 78,3 Jahre für Männer und 83,0 Jahre für Frauen.

In diesem Zusammenhang ist bemerkenswert, dass sich die seit jeher bestehende Schere zwischen der höheren Lebenserwartung von Frauen und der von Männern allmählich schließt, so eine Studie des Bundesinstituts für Bevölkerungsforschung (BiB): Seit Ende der 1990er-Jahre ist der Unterschied in der Lebenserwartung von Männern und Frauen von mehr als sieben auf weniger als fünfeinhalb Jahre geschrumpft. Erklären lässt sich das durch die Annäherung ihrer Lebensstile und Rollenbilder, die eine Angleichung etwa arbeitsbedingter

Gesundheitsrisiken und ungesunden Verhaltens zur Folge haben: Mehr Frauen arbeiten heute, auch in ehemals Männern vorbehaltenen Berufen; seit Beginn der 1960er-Jahre rauchen mehr Frauen. In der Vergangenheit arbeiteten Männer länger und waren häufiger gesundheitlichen Belastungen ausgesetzt; zudem nimmt ihre raucherbedingte Sterblichkeit langsam ab.

Es ist das Verdienst des britischen Epidemiologen Thomas McKeown, der als Erster nachweisen konnte, dass die Zunahme der Lebenserwartung seit 1850 keineswegs auf die Fortschritte der Medizin, vielmehr primär auf die verbesserten Lebensbedingungen der Menschen zurückzuführen war. Gesündere Wohnverhältnisse und Arbeitsbedingungen, erste staatlich regulierte präventive Bemühungen um Arbeits- und Gesundheitsschutz sowie gesündere Ernährung, bessere Hygiene und Abwasserbeseitigung trugen entscheidend zu einem Rückgang vor allem der damals verbreiteten Infektionskrankheiten (z. B. Cholera, Typhus, Tuberkulose) bei; zumal die von diesen Erkrankungen betroffene hohe Säuglings- und Kindersterblichkeit rapide sank. Es waren also staatliche bevölkerungsbezogene Interventionen und nicht die kurative Medizin, die der steigenden Lebenserwartung der Menschen zugutekamen.

Beispielhaft hierfür sei der Rückgang der Sterblichkeit an Tuberkulose genannt, die für die britische Bevölkerung besonders genau und eindrucksvoll dokumentiert ist. Um 1840 kamen auf eine Million Einwohner ca. 4000 Tuberkulose-Tote; um 1880 hatte sich die Zahl der Todesfälle durch Tuberkulose dem gegenüber halbiert (auf eine Million Menschen kamen »nur noch« 2000 Tuberkulose-Tote), obwohl der Tuberkulose-Bazillus von dem deutschen Mediziner und Hygieniker Robert Koch erst zwei Jahre später identifiziert wurde. Eine wirksame kurativ-medizinische Behandlung der Tuberkulose mit

Streptomycin war gar erst seit 1943 möglich, doch die Sterblichkeit war zu diesem Zeitpunkt schon um weitere 75 Prozent gefallen!

Auch die Mortalität an chronischer Bronchitis konnte in Großbritannien im Lauf von 20 Jahren um mehr als die Hälfte reduziert werden, nachdem London als Folge der Smog-Katastrophe von 1952 den Clean Air Act beschlossen hatte, ein Bündel von Maßnahmen zur Luftreinhaltung, das unter anderem die offene Verfeuerung von Kohle und Holz regulierte.

Bis heute sind die Determinanten der Bevölkerungsgesundheit nur zu einem geringen Anteil kurativ-medizinischen Interventionen (einschließlich ihrer Fortschritte) zuzuschreiben. Neben den oben genannten staatlichen Maßnahmen sind es folgende primär nicht medizinische Komponenten, die den gesundheitlichen Standard einer Bevölkerung beeinflussen:

Genetik	22,1 Prozent
Umweltbedingungen	9,8 Prozent
Sozioökonomische Bedingungen	19,1 Prozent
Verhalten und Lebensweise	37,6 Prozent
Gesundheitsversorgung (Medizin)	11,6 Prozent

Genetik: Die persönliche Disposition, die bei der Geburt jedes Menschen festliegt und früher geringer (10 Prozent) eingeschätzt wurde, lässt sich aktuell weder durch gesundheitspolitische Eingriffe noch durch Änderung des eigenen Verhaltens modifizieren. Indes beinhaltet die schon seit Jahren zu konstatierende (nicht unumstrittene) Genetisierung von Krankheitsursachen durchaus auch gute Nachrichten: weil genetische Erkrankungen nicht nur sichtbar gemacht, sondern tendenziell auch im Sinne möglicher Heilung behandelt werden können; zum Beispiel mithilfe der »Gen-Schere«

(CRISPR-CAS). Mit diesem Eingriff ist es bereits gelungen, den Fortschritt der Erkrankung eines an der tödlichen Muskeldystrophie leidenden Kleinkindes erheblich zu verlangsamen. Dies könnte auch Auswirkungen auf präventive Gesundheitsmaßnahmen haben.

Umweltbedingungen: Zahlreiche mannigfaltige Umwelteinflüsse und physische Faktoren wirken auf die Gesundheit einer Bevölkerung ein, eher jedoch in vergleichsweise moderater Weise. Zu ihnen zählen beispielsweise Radioaktivität, Straßen-, Arbeits- und Hausunfälle, chemische Toxine in Wasser, Boden und Luft. Nach Berechnungen der EU-Umweltagentur standen 2021 ca. 250 000 Todesfälle in Europa (hauptsächlich Herz- und Lungenerkrankungen) im Zusammenhang mit zu viel Feinstaub in der Luft, in Deutschland waren es 32 300 dadurch bedingte Todesfälle.

Sozioökonomische Bedingungen: Sie sind je nach Modellansatz zwischen einem Drittel und einem Fünftel an der gesundheitlichen Verfassung und der Krankheitslast einer Bevölkerung beteiligt. Zu ihnen zählen als bedeutendste: sozioökonomischer Status, Bildungsgrad, Einkommenshöhe, Ungleichheit, Armut und Kriminalität.

Hinsichtlich der Bedeutung des Einflusses dieser Parameter auf die Bevölkerungsgesundheit kam das »Sachverständigengutachten zur Bedarfsgerechtigkeit und Wirtschaftlichkeit im Gesundheitswesen« von 2001 zu folgender Bewertung: »Ein zentrales Problem bei der Bewertung der Leistungsfähigkeit von Gesundheitssystemen mit Hilfe von Outcome-Indikatoren bildet der empirisch gesicherte Befund, dass auf die gesundheitlichen Outcomes – gemessen in Lebenserwartung, Mortalitätsraten und verlorenen Lebensjahren – zahlreiche relevante Determinanten einwirken, die außerhalb des Gesundheitswesens im engeren Sinne und damit auch außerhalb der

Kompetenzen seiner Entscheidungsträger liegen. Diese exogenen bzw. transsektoralen Einflussgrößen gesundheitlicher Zielindikatoren wurzeln z. B. im Arbeitsmarkt und der Einkommens- und Vermögensverteilung, im Bildungs- und Verkehrswesen, in der Umweltqualität, den Arbeitsbedingungen und den Wohnverhältnissen sowie auch im Lebensstil der Bürger. Der Erklärungsanteil des Gesundheitswesens im engeren Sinne an der Veränderung der Lebenserwartung bzw. Mortalität liegt nach zahlreichen nationalen und auch international vergleichenden Studien zwischen 10 und 40 Prozent. Daraus folgt, dass eine effiziente und effektive Einwirkung auf die gesundheitlichen Outcomes im Sinne einer Gesundheitspolitik im weiteren Sinne eine Kooperation mit anderen Politikbereichen bzw. Ministerien erfordert, was z. B. über entsprechende interministerielle Ausschüsse initiiert werden könnte.«

Individuelles Verhalten und Lebensstil: Sie haben den größten Einfluss auf die Bevölkerungsgesundheit, stehen indes in engstem Zusammenhang mit individuellen sozioökonomischen Gegebenheiten, beispielsweise dem Bildungsgrad, dem familiären Hintergrund und den Einkommensverhältnissen. Zu einem gesunden Lebensstil gehören ausreichend Bewegung, kalorienbewusste und pflanzenbasierte, salz- und zuckerarme Nahrungsmittel, der Verzicht auf Tabak- und Alkoholkonsum sowie das Einhalten eines gesunden Körpergewichtes.

Medizinische Versorgungseinrichtungen: Es mag manchen Leser überraschen, dass die Medizin – verstanden als die Gesamtheit der ärztlichen und pflegerischen ambulanten und stationären Gesundheitsversorgung – einen vergleichsweise geringen Anteil am Gesundheitsniveau einer Bevölkerung hat; hingegen haben die übrigen Einflussfaktoren, die bis auf die genetische Ausstattung des einzelnen Menschen grundsätzlich individueller wie bevölkerungsbezogener Prävention als einer zentralen Public-Health-Strategie zugänglich sind, eine überragende Wirkung auf die Bevölkerungsgesundheit.

Hier schon deutet sich der nicht nur nach meiner Auffassung zentrale Webfehler des deutschen Gesundheitssystems an: Sein Schwerpunkt liegt seit jeher auf der kurativen Medizin; Prävention und Gesundheitsförderung hingegen werden immer noch stiefmütterlich behandelt. Die Folgen bestehen u. a. in den im Vergleich der Organisation für wirtschaftliche Zusammenarbeit und Entwicklung (OECD) höchsten Pro-Kopf-Ausgaben für die Gesundheit (Deutschland 2019: 4505 Euro; EU-Durchschnitt: 3225 Euro) bei einer Lebenserwartung (81,3 Jahre), die 1,5 Jahre unter der Lebenserwartung in den EU-Ländern mit den höchsten Werten liegt.

KAPITEL 3

Normabweichung – Befindlichkeitsstörung – Krankheit

Gerade hatte ich in der Notfallpraxis des Westend-Krankenhauses in Berlin-Charlottenburg die Handverletzung des 63-jährigen Jonas D. versorgt, als er beim Verlassen des Behandlungsraums innehielt und mich bat, mir noch eine Frage stellen zu dürfen: »Eigentlich halte ich mich für recht gesund, doch seit einiger Zeit fühle ich mich antriebslos, müde, leide unter Konzentrationsstörungen, und mit meinem Sexualleben ist es auch nicht mehr weit her. Muss ich das in meinem Alter hinnehmen? Ist das normal?«

Da gerade keine Patienten warteten, bat ich ihn, noch einmal Platz zu nehmen: »Das kann ich Ihnen hier und jetzt nicht befriedigend beantworten. Ihre Beschwerden können, müssen aber nicht, mit einer natürlichen, altersbedingten Umstellung Ihres Hormonhaushalts zusammenhängen, dem allmählichen Versiegen der Produktion des männlichen Geschlechtshormons Testosteron. Dem entspricht bei den Frauen der Abfall des Östrogens in den Wechseljahren. Manche leiden enorm darunter, andere kaum oder gar nicht. Auch bei uns Männern spricht man neuerdings von Wechseljahren. Doch Vorsicht, ob ihnen tatsächlich Krankheitswert zukommt oder sie nicht vielmehr ein Marketing-Gag sind, der

der Pharmaindustrie und manchem Urologen mehr nützt als seinen Patienten, ist durchaus zweifelhaft. Wenn Sie das nicht außer Acht lassen und zudem einen hohen Leidensdruck verspüren, würde ich Ihnen raten, einen Urologen aufzusuchen. Im Übrigen, ich bin einige Jahre älter als Sie, Ihre Beschwerden sind mir wohlbekannt. Eine pflanzenbasierte und kalorienreduzierte Kost sowie regelmäßige Bewegung ließen sie bei mir nahezu völlig verschwinden.« Meine Empfehlungen schienen ihn fürs Erste zufriedenzustellen, er bedankte sich herzlich und ging.

Jonas D.s Frage »Ist das normal?« enthält unausgesprochen die Frage, ob bei ihm ein sogenanntes Aging-Male-Syndrom vorliegt, eine Befindensstörung des alternden Mannes mit fraglichem Krankheitswert. Diesem »Syndrom« kommt nach Auffassung mancher Mediziner (und Männer) der Rang einer Diagnose und damit grundsätzlich einer behandlungsbedürftigen Erkrankung zu. Andere Ärzte wiederum halten es für einen »Normal«-Befund, der den natürlichen männlichen Alterungsprozess begleitet.

Eine Befindensstörung von einer Krankheit zu unterscheiden, ist von erheblicher Tragweite: Wird der oben geschilderte Zustand als Krankheit diagnostiziert, könnte die Indikation zu einer durchaus mit Risiken verbundenen Testosteron-Ersatztherapie angezeigt sein. Das wiederum zieht die Frage nach sich, ob und gegebenenfalls wann die Krankenkassen für die entstehenden Kosten aufkommen. Die Kassen finanzieren eine solche Therapie ausschließlich dann, wenn ärztlicherseits dokumentiert ist, dass bei dem betreffenden Patienten ein dauerhaftes Testosteron-Defizit im Sinne eines Hypogonadismus (die fehlende oder verminderte hormonelle Aktivität des Hodens) vorliegt und die medikamentöse Testosteron-Verordnung deshalb nicht eine bloße Lifestyle-Medikation darstellt, die allein der Steigerung des Wohlbefindens im Sinne eines erfüllteren Sexuallebens zuträglich ist.

Störung oder Krankheit: der ICD-Code, ein weltweit anerkanntes Klassifikationssystem

Ob und, wenn ja, nach welchen Kriterien eine körperliche, geistige oder seelische »Störung« als Krankheit zu definieren und zu klassifizieren ist, legt seit dem Jahr 2000 der ICD-Code *(International Statistical Classification of Diseases and Related Health Problems)* fest. Er ist weltweit anerkannt und wird in regelmäßigen Abständen aktualisiert. Derzeit ist die ICD 10 verbindlich. Im ICD-System sind Krankheiten und Symptome einem Code zugeordnet, der allerdings den aktuellen Krankheitsstatus (also die Folgen der Erkrankung für den Patienten) nicht berücksichtigt. Hypogonadismus beispielsweise hat den Code E29.1, eine Zwangsstörung F42. Die ICD-Codes sind gemäß V. Sozialgesetzbuch als Abrechnungsinstrument für alle niedergelassenen Ärzte und Kliniken verpflichtend.

Diese Klassifikationsliste wird insofern kritisch gesehen, als nicht jede Symptomatik einem Krankheitsbild nach ICD entspricht, was dem Arzt klare Angaben erschwert, wenn zunächst kein Krankheitsbild 100-prozentig passt. Auch unter statistischen Gesichtspunkten ist die ICD fragwürdig, weil sie nicht klar zwischen Diagnosen und Symptomen unterscheidet. Eine Hämaturie (das vermehrte Vorkommen von roten Blutkörperchen im Urin; ICD-10: D68.3) etwa ist ein Symptom, das harmlose wie gravierende Ursachen haben kann. Das führt zu Ungenauigkeiten, weil eigentlich sowohl das Symptom als auch die Ursache erfasst werden sollten, es aber in der Praxis selten passiert, dass beides erfasst wird.

Dabei verschwimmen zusehends die Grenzen, was als echtes Krankheitsbild oder als menschliche Normvariante, als der Lebensphase zugehörige Einschränkung oder schlicht als »Zipperlein« zu klassifizieren ist. Was früher die kindliche »Trotzphase« genannt wurde, wird heute zunehmend als DMDD *(Disruptive Mood Dysregulation Disorder)* oder Aufmerksamkeitsdefizit-/Hyperaktivitätsstörung (ADHS) etikettiert und medikamentös behandelt. Da ist das »Sisi-Syndrom«, eine mit Unrast, Sprunghaftigkeit und raschen Stimmungsschwankungen einhergehende, besonders Frauen betreffende spezielle Form der Depression; die »Freizeitkrankheit« oder *Leisure Sickness*, gekennzeichnet durch Krankheitsanfälligkeit gerade im Urlaub; das »Dorian-Gray-Syndrom«, eine Störung der psychischen Fähigkeit, zu altern und die Veränderungen des eigenen Aussehens zu akzeptieren; oder – man mag sich darüber amüsieren – die »generalisierte Heiterkeitsstörung«, eine Erkrankung, für die nach dem Göttinger Psychiater Professor Ulrich Streeck »der persistierende Zustand der Heiterkeit als wirklichkeitsunangemessene pathologische seelische Gemütsverfassung bei mehr oder minder ausgeprägter Gleichförmigkeit des seelischen Erlebens charakteristisch« sei.

Manche Menschen haben eine tiefe Abneigung gegen Ansammlungen ihresgleichen und meiden sie. In der ICD 10 wird sie durch die Ziffer F40 codiert als »Furcht vor prüfender Betrachtung durch andere Menschen, die zu Vermeidung sozialer Situationen führt. Umfassendere soziale Phobien sind in der Regel mit niedrigem Selbstwertgefühl und Furcht vor Kritik verbunden.« Wann sollte oder darf solches Verhalten als »Sozialphobie« etikettiert oder diagnostiziert werden?

Derartige Störungen von fraglichem Krankheitswert sind meist der mentalen oder seelischen Verfassung eines Menschen zuzuordnen. Indes stellen sich unumgehbare Fragen:

Wem kommt die Deutungshoheit über derartige Störungen zu? Allein dem »Selbst« des betroffenen Individuums? Oder Außenstehenden, etwa einschlägigen Professionen wie Ärzten, Psychologen oder anderen Beratern? Wann sind Störungen schlicht als Normvarianten einzustufen, deren Pathologisierung und Hierarchisierung sich verbietet? Und wann sind sie wirklich krankhaft?

Diesem Dilemma ist nach meinem Dafürhalten nur zu entgehen, wenn der mit der Störung einhergehende Leidensdruck des betreffenden Menschen – so ein Leidensdruck überhaupt besteht! – so hoch ist, dass sein Selbstwertgefühl und der (mögliche) Verlust seines »sozialen Funktionierens« von ihm selbst als so einschneidend empfunden und gewertet werden, dass er glaubt, auf ein »Außen« angewiesen zu sein. Ob er dieses »Außen« dann in einer Selbsthilfegruppe, einem Psychologen oder einem Arzt findet, muss ihm überlassen bleiben.

Über den Pathologisierungswahn in der Therapiegesellschaft

An dieser Stelle möchte ich warnen vor einer immer mehr am Horizont erscheinenden »Therapiegesellschaft«, deren Individuen zunehmend glauben, ihr Leben nicht mehr ohne fremde Hilfe gestalten oder bewältigen zu können. Ob Selbsthilfe, Coach oder Arzt, gefragt sind Anleitungen zur Lebensführung, Therapie für zahllose körperliche und psychische Zustände. Außerdem Medikamente wie Antidepressiva, Angstlöser, Stimmungsaufheller und solche zur Antriebssteigerung, die bekanntermaßen millionenfach geschluckt werden. Ganz zu schweigen vom wachsenden Bedarf nach schönheitschirurgischen Engriffen bei sogenannten körperdysmorphen Störungen (letzter Schrei: der »Brazilian Butt«, eine operative Methode zur Vergrößerung des Gesäßes). Alle diese nach Veränderung und Verwandlung heischenden Zustände changieren zwischen tatsächlicher Erkrankung, drohender Gesundheitsgefährdung, Befindlichkeitsstörung und Selbstoptimierung. Gerade Letztere zeigt sich zunehmend in unserer Gesellschaft in der Forderung nach Souveränitätsgewinn, nach mentaler und physischer Leistungssteigerung und Mitteln, sich im Kampf um soziale Anerkennung, sozialen und beruflichen Aufstieg behaupten zu können. Umfassende Makellosigkeit ist zum Ideal geworden. Wie weit dieses Verlangen in der westlichen Welt schon gediehen ist, mag ein Beispiel aus den Vereinigten Staaten verdeutlichen: In den USA gibt es sogenannte *Accent Reduction Clinics*, die Menschen mit Südstaatenakzent, der als einfältig und Ausdruck mangelnder Intelligenz gilt und deshalb dem beruflichen Aufstieg hinderlich ist, diesen Akzent abtrainieren.

Change is what treatment is all about – Veränderung ist das Ziel jeglicher im weitesten Sinne therapeutischen Intervention, sei sie nun beratender oder im engeren Sinne psychologischer oder medizinischer Natur, so der amerikanische Psychologe James O. Prochaska. Ein veränderungswilliger Patient oder Klient will einem bestehenden Zustand entkommen, handele es sich um seine Hamsterbäckchen, übergroße Schamlippen oder sein Aging-Male-Syndrom.

Doch inwiefern ist dieser Veränderungswille authentisch und selbstbestimmt und nicht vielmehr ferngesteuert, d. h. fremdbestimmt? Denn längst sind ja Selbstwertgefühl und soziales Funktionieren in den Fokus und die Fänge eines Gesundheitsmarktes geraten; ein Markt, der sich anheischig macht, mentale, psychische und körperliche Normen zu definieren und sie an die Frau und den Mann zu bringen: Mit einem immensen Werbeaufwand und oftmals ärztlich-wissenschaftlich verbrämter Information und Aufklärung drängt er darauf, sie unserem Ego einzuflößen und sie uns als unsere ureigenen Bedürfnisse zu verkaufen. Pharmaindustrie und Medizin dominieren diesen von Eigeninteressen durchsetzten Markt, der mit einer Entgrenzung seines ursprünglichen Auftrags einhergeht. Und niemand weiß, wohin sie noch führen wird.

Summa summarum: Die westlichen Gesellschaften sind auf dem Weg, sich einer selbst ernannten Expertokratie zu überlassen, in der Scharlatane, Therapeuten verschiedenster Couleur und Teile der Ärzteschaft ihr Unwesen treiben. Gemeinsam ist ihnen, dass sie zu wissen vorgeben, was das richtige, das gute Leben ist. Ihren Einfluss und ihre Macht zu unterschätzen, kann bedeuten, Täuschungen zu erliegen und auf gefährliche Irrwege zu geraten. Sich dieser (Über-)Macht bewusst zu werden und sie mit der nötigen kritischen Distanz zu hinterfragen, kann der erste Schritt zur Selbstermächtigung sein.

KAPITEL 4

Der sogenannte Notfall – zwischen Lebensgefahr, psychosozialer Krise und Bagatellerkrankung

Patienten und medizinisches Fachpersonal haben häufig unterschiedliche Ansichten darüber, was ein medizinischer Notfall ist. Deshalb ist es schwierig, ihn so zu definieren, dass er sowohl von Patienten als auch von medizinischen Fachkräften gleichermaßen akzeptiert wird.

In der Medizin ist ein Notfall ein Ereignis, das unerwartet oder plötzlich eingetreten ist, das Leben und dessen Vitalfunktionen (Bewusstsein, Atmung und Kreislauf) unmittelbar bedroht und ohne schnellstmögliche Behandlung den Tod oder schwere (bleibende) gesundheitliche Einschränkungen zur Folge haben kann. Beispiele hierfür sind akute körperliche oder psychiatrische Erkrankungen, Verletzungen und Vergiftungen.

Aus Sicht des Patienten stellt sich das, was er – tatsächlich oder vermeintlich – für einen Notfall hält, gänzlich anders dar, weil er ihn selbst *erlebt*: als ein Gefühl der Bedrohung, einhergehend mit Angst und mehr oder weniger tiefer Beunruhigung und Verunsicherung. Dabei spielt es für ihn keine Rolle, ob es sich um eine kleinflächige Verbrühung beim Kochen handelt, um Kopfschmerz, Schluckbeschwerden, eine Prellung mit Bluterguss, ernsthafte und heftige Brust- oder Bauchschmerzen,

Depressionen oder Suizidgedanken: Entscheidend sind sein *Erleben* der Beschwerden und seine »Selbstdiagnose«: Ich bin jetzt ein Notfall und brauche dringlich kompetenten Rat, Hilfe und Behandlung. (Das schließt im Übrigen nicht aus, dass manche Patienten tragischerweise ein Symptom, etwa Brustschmerz, das tatsächlich Anzeichen einer dramatischen Erkrankung ist, verkennen oder herunterspielen: entweder weil sie hoffen, es werde sich von selbst wieder verflüchtigen, oder weil sich die Angst vor Arzt und Krankenhaus als größer erweist als die, die das Symptom hervorruft.)

Echte medizinische Notfälle

Die nachfolgend aufgeführten Notfälle sind aus medizinischer Sicht echte Notfälle, die frühzeitiger und unmittelbarer Behandlung bedürfen und gegebenenfalls von Laien mit Erster Hilfe versorgt werden sollten.

Allergische Reaktion: oft auf Nahrungsmittel, z.B. Nüsse; auch nach Medikamenteneinnahme oder Insektenstich (Wespen); kann in schweren Fällen zu Blutdruckabfall, Atemnot und Schockzustand führen; meist indes eher harmlos: Hautrötung, Juckreiz, Quaddelbildung.

Atemnot: Ursachen: akuter Asthmaanfall, COPD (chronisch obstruktive Lungenerkrankung), Lungenembolie, auch bei Herzinfarkt, Verlegung der Atemwege; Hyperventilation, subjektiv als Luftnot empfunden, ohne lebensbedrohlich zu sein.

Bauchschmerz (konstant oder kolikartig): Ursächlich sind unterschiedlichste Erkrankungen des Magen-Darm-Trakts, der Harnwege oder anderer Organe, oft einhergehend mit Fieber, Erbrechen, Durchfall; auch psychische Ursachen sind möglich.

Bewusstlosigkeit: evtl. harmlose Synkope, wenn Erwachen

nach ca. zwei Minuten; sonst mögliches Indiz für Schlaganfall, Krampfanfall, Schock u. a.

Blindheit: hier akuter Sehverlust, oft reversibel; meist verursacht durch einen plötzlichen Verschluss der Zentralarterie des Auges.

Blitzschlag: tödlich meist nur, wenn Körper direkt getroffen wird; sonst Wirkung ähnlich dem Stromschlag: Verbrennungen, evtl. Schädigung diverser Organe.

Blutungen: üblich bei Verletzungen, auch inneren, z. B. Aortenabriss, meist sofort tödlich beim Verkehrsunfall; Magen- oder Darmblutung, auch als »Teerstuhl« (tiefschwarzer Stuhl); massiver Bluthusten, blutiger Urin.

Brustschmerz: vieldeutig! Bei Brennen oder Druckgefühl in der Brust, einhergehend mit Ausstrahlung in Arme oder Kiefer-Hals-Bereich und (kaltem) Schweißausbruch, besteht dringender Verdacht auf Herzinfarkt; ähnliche Symptomatik bei Lungenembolie oder Lungenentzündung mit Beteiligung des Lungenfells (Pleuropneumonie).

Epileptischer Anfall: Krampfanfall bei bekannter Epilepsie, bei Hirntumoren und diversen anderen Hirnerkrankungen, eventuell auch Vergiftungen, zum Beispiel Kokain, Amphetamine.

Erfrierung: 1. bis 4. Grades; führt zu Mangeldurchblutung des Gewebes, Schwellung, Blasenbildung, Gewebezerstörung; Schäden ähnlich denen bei Hitze, deswegen »Kälteverbrennung« genannt; Ausmaß oft erst nach Tagen beurteilbar.

Ertrinken: gleichzusetzen mit äußerem Ersticken; Phasen: Kälteschock, Schwimmversagen, Unterkühlung, Atem- und Kreislaufversagen.

Herzinfarkt: siehe Brustschmerz.

Herz-Kreislauf-Stillstand, Schock oder schwere Verletzungen: Wenn möglich, sollte in diesen Fällen sofort ein Notarzt alarmiert werden, der die Erstversorgung des Patienten vor Ort vornimmt. Bei notwendiger Wiederbelebung (Herz-Kreislauf-Stillstand) kann eine primäre Laienreanimation (mittels Herzmassage und vielfach an öffentlichen Orten zugänglichen Defibrillatoren) die Zeit bis zum Eintreffen des Notarztes oder von Rettungssanitätern lebensrettend überbrücken.

Hitzschlag: heiße Haut, Körpertemperatur und Pulsschlag erhöht, eventuell Krämpfe, Erbrechen; Erstmaßnahmen: stabile Seitenlage, Körper kühlen.

Kopfverletzung, auch Schädel-Hirn-Trauma: Gehirnerschütterung, -prellung bei geschlossener Schädeldecke, evtl. mit Hirnblutung; offene Schädel-Hirn-Verletzung nach Unfällen oder Gewalteinwirkung.

Psychiatrische Krise: Suizidversuch, Erregungs- und Angstzustände, Bewusstseinsstörung, Halluzinationen, Entzugssyndrome (Alkohol/Drogen).

Schlaganfall: Verschluss eines Hirngefäßes oder Hirngefäßblutung; Bewusstseinstrübung; Lähmungen; unter Umständen Sprachverlust.

Schock: Ursachen: Blutdruckabfall mit Minderdurchblutung aller Gewebe; häufig: Unterzuckerung (Diabetiker!), allergischer Schock, septischer Schock (Blutvergiftung), Flüssigkeitsverlust.

Stromunfall: Wechselstrom gefährlicher als Gleichstrom; Schäden abhängig von Stromstärke und Einwirkdauer; ab 50 Milliampere können Bewusstlosigkeit und Kreislaufstillstand eintreten; siehe auch Blitzschlag.

Tauchunfälle: häufig sogenannte Dekompressionskrankheit bei zu schnellem Auftauchen aus großer Tiefe; Folge ist Ausperlen von Gasen ins Blut oder eine arterielle Gasembolie als Folge eines Lungenbarotraumas.

Unterkühlung: siehe Erfrierung.

Verätzung des Auges: durch starke Säuren, Laugen, organische Lösungsmittel oder andere Detergenzien; sehr schmerzhaft! Erstmaßnahme: sofort mit klarem Wasser spülen.

Verbrennung/Verbrühung: Versorgungsdringlichkeit abhängig vom Ausmaß; notärztliche Versorgung bei großflächigen Verbrennungen, weißer oder verkohlter Haut, insbesondere bei Blasenbildung an exponierten Körperstellen (z. B. Gesicht, Hände, Genitalien), bei alten Menschen und Kindern.

Vergiftungen: gestörte Körperfunktionen nach Aufnahme eines schädlichen Wirkstoffs, z. B. Schmerz- und Schlafmittel (Überdosis), Betäubungsmittel, Alkohol, psychotrope Substanzen u. a.; oft in suizidaler Absicht oder als versuchte Fremdtötung.

Verlegung der Atemwege: mechanischer Verschluss von Kehlkopf/Luftröhre durch Speisen oder Fremdkörper (Kinder: Knopfbatterien!), Blut oder Erbrochenes, entzündliche Schwellung im Mund- oder Nasen-Rachen-Raum. Patient beruhigen, husten lassen, eventuell »Heimlich-Handgriff« (Druckstöße auf den Bauch in Richtung Zwerchfell).

Verletzungen: meist von zuvor intaktem Gewebe der Haut oder tiefer liegender Körperanteile durch Haus-, Arbeits- oder Verkehrsunfälle sowie jegliche Art äußerer Gewalteinwirkung; je nach Ausmaß notfallmäßige Behandlung schnellstens erforderlich.

Selbstdiagnose eines Notfalls

Es ist gut belegt, dass zwischen 30 und 70 Prozent aller Patienten, die eine Notfallaufnahme in Anspruch nehmen, sie nicht benötigen. Dass sie es dennoch tun, hat verschiedene, zum Teil nachvollziehbare Gründe:

- Nicht wenige Patienten erleben sich und ihre Symptome – und das kann man ihnen weder ausreden noch anderweitig abwenden – subjektiv als Notfall, dessen Behandlung keinerlei Aufschub duldet, sei es aus Angst, Unwissenheit, Überempfindlichkeit oder auf Druck anderer hin. Beispielsweise ist eine meist psychisch bedingte Hyperventilation nie lebensbedrohlich und nach kurzer Zeit spontan rückläufig, indes kann sie enorme Angst und Unruhe auslösen.
- Tatsache ist, dass Haus- und Fachärzte Patienten Termine zur Erstvorstellung oder Untersuchung – nach meiner Erfahrung schon fast regelhaft – oftmals erst nach wochen-, wenn nicht monatelanger Wartezeit anbieten: eine für Patienten, die dringend ärztlichen Rat benötigen, unzumutbare Situation. Dass Patienten dann die Geduld verlieren und mit ihren Beschwerden eine Notaufnahme aufsuchen, um eine Behandlung, auf die sie ein Recht haben, sozusagen zu »erzwingen«, ist nachvollziehbar.
- Eine keineswegs kleine Patientengruppe sucht die Notaufnahme mit Bagatellbeschwerden wie harmlosen Erkältungskrankheiten, Schürfwunden, Pickeln oder kleinflächigen Verbrühungen (Hautrötung) auf; Erkrankungen und Verletzungen also, die keine wirkliche Gesundheitsgefährdung darstellen und von selbst ausheilen. Solchen Patienten fehlt bedauerlicherweise ein Mindestmaß an Gesundheitskompetenz (mehr hierzu im Kapitel 16).
- Immer wieder erscheinen auch Patienten, die beschwerdefrei sind, die lediglich eine Blutdruck- oder Blutzuckerkontrolle wünschen, über Müdigkeit oder Haarausfall klagen, die Behandlung eines »Knutschflecks« oder die Entfernung eines nicht mehr gewünschten Tattoos erwarten. Manche fordern eine ärztliche Zweitmeinung, weil sie mit den Ratschlägen und Befunden ihres Haus- oder Facharztes aus irgendwel-

chen Gründen unzufrieden oder nicht einverstanden sind und vom Arzt in der Notaufnahme nun eine ergänzende Diagnostik und Klarheit erwarten. Nicht zu vergessen sind Patienten, die die Notaufnahme mit selbst gestellten Internetdiagnosen aufsuchen, zugleich schon die richtige Therapie ausgewählt haben und erwarten, dass eine dementsprechende Behandlung »hier und jetzt« einsetzt.

Grundsätzlich gilt: Jeder Mensch mit gesundheitlichen Beschwerden gleich welcher Art sollte zu jeder Zeit die Möglichkeit haben, adäquat ärztlich und pflegerisch behandelt und versorgt zu werden. Im Allgemeinen sollten aber niedergelassene Ärzte für offensichtlich nicht lebensbedrohliche Beschwerden die ersten Ansprechpartner sein. Notaufnahmen sind Schnittstellen zwischen ambulanter und stationärer Versorgung. Ihr Auftrag ist es, Patienten mit unmittelbar oder mittelbar lebensbedrohlichen Erkrankungen erstzuversorgen.

Wie ein Herzinfarkt mein Leben veränderte

Wie entscheidend und lebensrettend es im Ernstfall sein kann, schnell und gezielt Hilfe zu erhalten, hat mir eine persönliche Erfahrung eindrücklich vor Augen geführt.

Es war der 19. Dezember 2003, früher Abend. Als Oberarzt in der Rettungsstelle des Urban-Klinikums Kreuzberg lagen aufreibende Wochen hinter mir, ich brauchte dringend Ferien und Distanz zu meiner Arbeit. Über den Jahreswechsel hatte ich mit meiner Frau einen Urlaub in Südafrika geplant. Sie hatte dort Verwandte und war bereits seit einigen Tagen in Kapstadt. Meinen Flug hatte ich für den kommenden Tag gebucht.

Meine Reisevorbereitungen waren abgeschlossen. Erfüllt

von der Vorfreude auf eine erholsame und interessante Zeit, saß ich gut gelaunt am Schreibtisch, hörte Klaviermusik und prüfte letztmalig alle Reiseunterlagen, als mich urplötzlich ein kalter Schweißausbruch und Übelkeit überkamen, verbunden mit einem beängstigenden Druck hinter dem Brustbein. Augenblicklich ergriff mich nie gekannte Angst, ja Panik. Ich ging ins Bad, im Spiegel erschrak ich über meine fahle Gesichtsfarbe, versuchte zu erbrechen, spukte jedoch nur wenig Schleim ins Becken, merkte, dass ich mich kaum aufrecht halten konnte, wankte kollaptisch zum Bett in der Hoffnung, dass dieser Zustand ebenso schnell verschwinden würde, wie er gekommen war.

Meine Hoffnung trog. Am linken Handgelenk tastete ich einen schwachen Puls mit Extraschlägen. Als kardiologisch erfahrener Arzt, der über viele Jahre Patienten mit Herzinfarkt auf der Intensivstation und im Notarztwagen versorgt hatte, wuchs in mir die sich mehr und mehr zur Gewissheit verdichtende Ahnung, dass ich selbst nun schnellstens auf notärztliche Hilfe angewiesen war. Doch innerlich wehrte ich mich: konnte es wirklich sein, dass ich eines Herzinfarktes zumindest verdächtig war und mich einem Rollenwechsel vom Arzt zum Patienten fügen musste? Noch sträubte sich alles dagegen in mir.

Nitro-Spray! Ein Medikament, das notfallmäßig Patienten mit Verdacht auf einen Herzinfarkt unter die Zunge gesprüht wird, auch um zwischen einer Angina pectoris und einem bereits eingetretenen Infarkt unterscheiden zu können (handelt es sich »nur« um Angina pectoris, lassen die Symptome meist schon nach wenigen Minuten nach). Im Liegen griff ich nach meinem neben dem Schreibtisch stehenden privaten Notfallkoffer und sprühte mir zwei Hübe des Sprays unter die Zunge: ohne Erfolg. Weder der kalte Schweiß noch der Druck auf der

Brust ließen nach. Immer noch zögerte ich, einen Notarzt zu alarmieren. Schließlich überwand ich mich und sprang über meinen Schatten: Ich wählte die 112 und schilderte dem Disponenten in der Notfallzentrale mein Beschwerdebild – retrospektiv eine der wichtigsten Entscheidungen meines Lebens. Zehn Minuten später klingelte der Notarzt an der Tür, der sofort ein EKG anfertigte: Es zeigte eindeutig einen Hinterwandinfarkt. Kurze Zeit später lag ich auf dem Herzkathetertisch des Westend-Klinikums. Während der Untersuchung kam es kurzfristig zu lebensbedrohlichem Herzflimmern, das sich jedoch rasch durch Elektroschocks beheben ließ. (Hätte ich den Notarzt nicht gerufen und mich das Herzflimmern zu Hause niedergestreckt, wäre ich sicher nicht mehr unter den Lebenden.) Zwei Verschlüsse der rechten Koronararterie wurden durch Ballonaufdehnung wiedereröffnet und zwei Stents (ein Hilfsmittel, das verengte Gefäße oder Hohlorgane offen hält) in diesem Bereich implantiert. Auch andere meiner Kranzarterien wiesen teils deutliche pathologische Veränderungen auf, eine Indikation, sie zu erweitern, bestand indes nicht. Nach vier Tagen, versehen mit diversen professionellen Ratschlägen und Medikamenten, konnte ich die Klinik mit der Diagnose »Hinterwandinfarkt bei koronarer Dreigefäßerkrankung« beschwerdefrei verlassen. Eine ambulante Rehabilitation über mehrere Wochen schloss sich an.

Selbstzweifel und Depressionen nagten an mir. Mein Selbstvertrauen war schwer angeschlagen. Indes musste ich mich dem einschneidenden Ereignis meines Herzinfarktes stellen. Ich blickte zurück auf mein bisheriges Leben und suchte nach Erklärungen für den so plötzlichen Einbruch in meine bis dahin für so robust und strapazierfähig gehaltene Gesundheit.

Seit Jahren ging ich leidenschaftlich einem kräftezehrenden Beruf nach: Die immer überfüllte Rettungsstelle des Urban-

Klinikums, gelegen inmitten des Berliner »Problembezirks« Kreuzberg, ein wahrer Moloch: Die Behandlung nicht allein üblicher Notfälle, vielmehr noch der gesundheitlichen Folgen von Lebenskrisen, Suizidalität, Armut, Gewalt, Drogen, Alkohol, Pflegebedürftigkeit und Verwahrlosung zehrte an Kräften und Motivation. Schlafraubende Nachtdienste; mein Anspruch, junge Ärzte gut auszubilden; den Patienten mit Empathie zu begegnen; in kritischen Situationen (z. B. Wiederbelebungen) in Sekundenschnelle Entscheidungen treffen zu müssen ... diese Häufung von Aufgaben und meine (ober-)ärztliche (Letzt-)Verantwortung setzten mich schwer erträglichen psychischen und physischen Belastungen aus. In einem Wort: Ich litt unter chronischem Stress.

Auch mein Privatleben, obwohl glücklich verheiratet, war keineswegs frei von Widrigkeiten. Denn meine Frau und ich – wir hatten uns erst in fortgeschrittenem Alter kennengelernt – führten eine Fernbeziehung; sie als Supervisorin und Mutter eines Kleinkindes aus einem früheren Verhältnis in Hamburg, ich als Arzt in Berlin. Über Jahre pendelte ich an den Wochenenden zwischen Berlin und Hamburg, wenigstens ein Familienleben auf Sparflamme sollte uns vergönnt sein.

Und doch: Bis zu jenem 19. Dezember hatte ich mich immer gesund gefühlt, war mit meinem Leben mehr als zufrieden und fühlte mich leistungsfähig. Tatsächlich aber gingen in meinem Körper und meiner Psyche offenbar über all die Jahre Veränderungen vor sich, derer ich aufgrund meines Wissens zwar hätte gewahr werden können, sie mir indes nie bewusst machte, sie ausblendete und verdrängte. Für unverletzlich hielt ich mich, eine geradezu groteske, verhängnisvolle Selbsttäuschung, der sich übrigens nicht wenige Ärzte ergeben: Ein Arzt wird nicht krank – basta! Ebendieses Selbstverständnis traf auch auf mich zu.

Was ist ein Herzinfarkt, und wie kommt er zustande?

Dieses dramatische Ereignis beruht regelhaft auf dem Verschluss einer (oder mehrerer) Herzkranzarterien oder ihrer Seitenäste. Die Folge ist, dass die Anteile des Herzmuskels, die von dieser nun verschlossenen Arterie mit Blut und Sauerstoff versorgt werden, für die Pumpfunktion (oder Auswurfleistung) des Herzmuskels ausfallen; es sei denn, das Gefäß wird rechtzeitig durch eine medikamentöse Lysetherapie oder – heute das Standardvorgehen – im Rahmen einer Herzkatheteruntersuchung mit Ballonaufdehnung des Verschlusses und Stentimplantation, wie in meinem Fall, möglichst innerhalb einer Stunde wieder eröffnet. Unterbleibt die Wiedereröffnung des Gefäßes, kommt es zwangsläufig zu einer mehr oder minder ausgeprägten Herzschwäche (Herzinsuffizienz) mit gravierender Minderung des Allgemeinbefindens und der körperlichen Leistungsfähigkeit durch Wasseransammlung in der Lunge (Luftnot!) und anderen Organen (Ödeme!) sowie einer eingeschränkten Lebenserwartung.

Nahezu immer hat diese so häufige Erkrankung einen langen zeitlichen Vorlauf, währenddessen eine Vielzahl sogenannter Risikofaktoren auf die Gefäßwände im Sinne ihrer zunehmenden entzündlichen Veränderung und Verengung einwirkt. Im Spätstadium dieses landläufig als Arteriosklerose bezeichneten pathologischen Prozesses, der alle Arterien betreffen kann, können sie sich bis hin zu ihrem Verschluss mit den bereits beschriebenen Folgen verengen.

Verschiedene Risikofaktoren begünstigen die Entstehung einer Arteriosklerose und damit auch der koronaren Herzkrankheit:

Bluthochdruck, Rauchen, erhöhter Cholesterinspiegel (insbesondere das »böse« Cholesterin LDL), Diabetes, Bewegungsmangel, Übergewicht, zunehmendes Alter, männliches

Geschlecht und erbliche Veranlagung (in ca. einem Drittel der Fälle). Unterschätzt wird der Risikofaktor Stress, für den nachgewiesen werden konnte, dass er bis in die Aktivierung von Blutstammzellen im Knochenmark hineinreicht und so die Arteriosklerose verstärkt.

Über Jahre und Jahrzehnte können diese pathologischen Veränderungsprozesse an den Arterien symptomlos verlaufen, gleichzusetzen mit dem Gefühl, diesbezüglich gesund zu sein, da sich keinerlei Symptome bemerkbar machen. Zurückzuführen ist dies darauf, dass unsere Organe einschließlich der Blutgefäße über eine Leistungsreserve verfügen, die erst dann erschöpft ist, wenn das Organ oder Gefäß etwa drei Viertel seiner Leistungsfähigkeit eingebüßt hat. Erst wenn die Einengung eines Herzkranzgefäßes diesen Wert erreicht oder gar überschreitet, macht sie sich als Symptom (Brustenge, Angina pectoris) oder, bei letztlich totaler Einengung, als Infarktschmerz bemerkbar. Fazit: Man fühlt sich gesund, während längst krankhafte Prozesse im Körper vor sich gehen.

Zurück zu mir, meinem Infarkt und meinen Risikofaktoren: Ich hatte einen leicht erhöhten Blutdruck, rauchte täglich wenigstens 20 Zigaretten, hatte Übergewicht und ein erhöhtes »böses« Cholesterin. Zweifellos war ich unsportlich, körperliche Bewegung beschränkte sich auf seltene Spaziergänge und Wanderungen während des Urlaubs. Ich war kein Diabetiker, auch eine erbliche Veranlagung bestand nicht. Rückblickend erschien mir der beschriebene berufliche und private Stress als der gewichtigste und denkwürdigste Risikofaktor.

Das Leben nach dem Herzinfarkt

In mir arbeitete es: Tatsache war, dass meine Risikofaktoren mir eine potenziell lebensbedrohliche Krankheit beschert hatten. Die Aussicht, in naher oder fernerer Zukunft einen Reinfarkt zu erleben, beunruhigte, ja erschreckte mich zutiefst. Ich musste mein Leben und Verhalten ändern: Mehr Selbstfürsorge und Eigenverantwortung zu übernehmen und sie nicht nur Patienten ständig zu »predigen«, war unausweichlich. Dabei halfen mir zwei seit Langem bekannte wissenschaftliche Fakten: zum einen, dass sich bei konsequenter Reduktion aller Risikofaktoren eine Rückbildung der Verengungen der Herzkranzgefäße erreichen und damit die Gefahr eines neuen Herzinfarktes verhindern lässt. Zum anderen – und dies traf auch auf mich zu – ist gerade eine lebensbedrohliche Erkrankung als Folge gesundheitlichen Fehlverhaltens wohl die stärkste Motivation dafür, eine Verhaltensänderung herbeizuführen, wenn man für sich zugleich Ziele definiert, die zu erreichen als lohnender angesehen werden als die, die mit einem Verharren in den alten Verhaltensmustern einhergehen.

Was hat es mit den lohnenderen Zielen auf sich? Kurz gefasst: Bestimmte Hirnareale steuern unser Verhalten auch durch ein über körpereigene Endorphine und das »Bindungshormon« Oxytocin vermitteltes Belohnungssystem. Es führt dazu, dass Menschen ihre Bedürfnisse befriedigen, Ziele verfolgen und dadurch einen gewissen Sättigungs- oder Glückszustand erfahren, etwa nach getaner Arbeit, sportlicher Anstrengung, dem Verzehr von (zuckerhaltigen) Speisen oder Tabakgenuss. Die erfahrene Zufriedenheit motiviert uns dann dazu, immer wieder so zu handeln, um erneut den Glückszustand genießen zu können. Leider greift diese Motivation nicht nur bei unseren Grundbedürfnissen, sondern auch bei Stoffen und Verhaltensweisen mit Suchtpotenzial wie Nikotin, Alkohol, Drogen, Gaming oder Binge-Eating (Essanfälle). Auch wenn solche krankhaften Verhaltensweisen nahezu immer durch Rückfälle gekennzeichnet sind und professioneller therapeutischer Zuwendung bedürfen, so können sie doch durch Eigenmotivation überwunden werden. Selbst schwerst Drogenabhängigen gelingt dies zuweilen: Während meiner langjährigen medizinischen Betreuung von Drogenkonsumenten erlebte ich, dass manche unter ihnen abstinent wurden, weil ihnen die Ballung der negativen Folgen des Drogenkonsums (z. B. Autonomieverlust, Krankheit, Kriminalität, Armut, soziale Isolation) so sehr zusetzten und zugleich die Verheißungen eines drogenfreien Lebens (Gesundheit, stabile Partnerschaft, Arbeit) so sehr an Boden gewannen, dass es ihnen gelang, sich vom Drogenelend zu befreien. Es mag seltsam klingen: Das bewunderte ich. Und weil das Elend eines Drogenabhängigen um ein Vielfaches schrecklicher und daher mit dem meinigen in keiner Weise vergleichbar war, motivierten mich die Erfolgsgeschichten gelungener Verhaltensänderung umso mehr.

Ich war überrascht, wie leicht es mir fiel, mir nach 30 Jahren Raucherdasein noch am Tag meines Infarktes einen sofortigen Zigarettenstopp zu verordnen und einzuhalten. Weder physische noch psychische Entzugserscheinungen setzten mir zu, und das, obwohl Nikotin längst als harte Droge klassifiziert ist. Stolz erfüllte mich. Mich täglich ausgiebig zu bewegen und körperlich zu belasten, wurde mir nicht nur zur Gewohnheit, vielmehr zu Genuss und Bedürfnis (tägliches Schwimmen). Meditation und autogenes Training taten ein Übriges. Ich erzog mich dazu, mich anders zu ernähren: weniger kalorienreiche und kohlehydrathaltige Speisen (Brot, Pasta, Reis, Kartoffeln), dafür mehr Gemüse, Obst und Fisch (mediterrane Diät); Fastfood war ab sofort tabu. Eine regelmäßige Medikamenteneinnahme (Blutdruck-, Fettsenker und Aspirin) ergänzten mein Programm: Innerhalb weniger Monate stellte sich ein optimaler Blutdruck ein, mein Gewicht reduzierte sich um acht Kilogramm, und der Cholesterinspiegel sank um mehr als 50 Prozent.

Mein Wohlbefinden stieg, meine physische und psychische Performanz nahm zu. Regelmäßige kardiologische Kontrolluntersuchungen mittels Stressechokardiographie ergaben bis heute keinen Hinweis für ein Wiederaufflammen einer kritischen Durchblutung meines Herzmuskels – 20 Jahre nach meinem Infarkt.

Mein unmittelbares Überleben nach dem Herzinfarkt verdanke ich einem modernen und bewährten medizintechnologischen Eingriff. Doch um mein Überleben langfristig zu sichern, bedurfte und bedarf es der genannten Anpassung meiner Lebensgewohnheiten.

Rettungsstellen – Ballungszentren der Notfallversorgung

Die Rettungsstellen der Krankenhäuser – je nach Bundesland auch als Notfallaufnahme oder Erste-Hilfe-Stelle ausgewiesen – sind die »Ballungszentren« der Notfallversorgung. In sie weisen ambulant tätige Ärzte Patienten ein, ebenso wird sie von den Rettungsdiensten und Krankentransporten, der Feuerwehr und den Notarztwagen angefahren, und das täglich über 24 Stunden. Da die Rettungsstellen keine Zugangsbeschränkungen kennen, werden sie auch von sogenannten Selbsteinweisern in Anspruch genommen, die in manchen Rettungsstellen mehr als 50 Prozent aller Patienten ausmachen – unter ihnen oftmals Menschen in psychosozialen Krisensituationen, vielfach aber auch Personen, deren Krankheitsbilder oder Beschwerden eine notfallmäßige Diagnostik und Behandlung nicht erforderlich machen.

Man muss nicht viel Phantasie aufbringen, um zu ermessen, dass kaum eine Aufgabe in unseren Krankenhäusern auf

Dauer kräftezehrender und psychisch belastender ist als die, die Pflegekräfte und Ärzte in einer Rettungsstelle zu bewältigen haben. Da ist das zahlenmäßig nicht vorhersehbare Patientenaufkommen, dem die Personalausstattung oft nicht gerecht wird, weshalb zum Teil unzumutbare Wartezeiten für Patienten unvermeidlich sind. Da ist die Notwendigkeit, wirklich Schwerstkranke frühzeitig zu erkennen und vorzuziehen. Da sind die häufigen Verständigungsschwierigkeiten mit Patienten, die nur über unzureichende oder keine deutschen Sprachkenntnisse verfügen – ein enormes Hindernis für deren zügige Versorgung. Da ist das Beharren mancher Patienten darauf, dass gerade ihre Beschwerden keinen Aufschub dulden. Die überzogene Anspruchshaltung vieler Hilfesuchender: Nicht vier, sondern 20 Tabletten Paracetamol fordern sie beispielsweise bei Entlassung für ihre Kopfschmerzen. Da ist die oft zeitraubende Suche nach einem Klinikbett für stationär aufzunehmende Patienten. Und schließlich sind da viele Patienten mit Bagatellbeschwerden oder Rezeptwünschen, die einfach zu bequem sind, ihren Hausarzt rechtzeitig aufzusuchen.

Immer wieder eskaliert diese Gemengelage, gerade in großstädtischen Rettungsstellen, zu tumultartigen Szenen, zu Beschimpfungen übelster Art, zu Drohungen und gewalttätigen Übergriffen auf Pflegekräfte und Ärzte. Gewiss, an Kommunikation und Verhalten von Menschen, die wegen einer tatsächlichen oder vermeintlichen akuten körperlichen Erkrankung oder psychischen Krisensituation in einer Rettungsstelle Hilfe suchen, sind andere Maßstäbe anzulegen als an das Verhalten von Kunden in einem Supermarkt. Doch auch in einer medizinischen Notfalleinrichtung darf und muss ihr Personal auf einem Minimalstandard von Respekt, Anstand und zivilen Umgangsformen bestehen.

Rettungsstellen als Brennglas der Gesellschaft

Die Klinikleitungen haben manches in Bewegung gesetzt, damit dieser Minimalstandard eingehalten wird: Aushänge informieren darüber, dass nicht die Reihenfolge des Eintreffens der Patienten über den Beginn der Behandlung entscheidet, sondern die medizinische Behandlungsdringlichkeit. Das Personal erhält Supervision; Deeskalationstraining und Kurse in Gesprächsführung sind in den meisten Rettungsstellen obligater Bestandteil der Aus- und Fortbildung. Nahezu überall wird ein Wachschutz eingesetzt. Es gibt für das Personal Alarmknöpfe und sichere Rückzugsräume. Und dennoch sind die Konflikte zwischen Patienten und Rettungsstellenpersonal mittlerweile in vielen Notaufnahmen zu einer ernsten und bedrohlichen Herausforderung geworden, für das Personal ebenso wie für die Patienten, wie die folgenden Beispiele aus meiner Zeit als Chefarzt der Rettungsstelle am Urban-Klinikum belegen. Deren ungeheuerliches Ausmaß gebe ich hier auszugsweise im Wortlaut wieder, in ihrem jeweiligen Kontext, indes kommentarlos:

- *»Du hast mir gar nichts zu sagen, du Wichser, verpiss dich und tu deine Arbeit, ich bezahl dich!«* (gemeint: durch seine Krankenkassenbeiträge). Kosovarischer Migrant mittleren Alters zum Rettungsstellenleiter, der ihn darauf hingewiesen hatte, dass der Tragen-Stauraum kein Aufenthaltsraum für Patienten sei, und ihn in die Patienten-Wartezone begleiten wollte.
- *»Bist du überhaupt 'ne Krankenschwester, du alte Fotze?«* Antwort eines jungen Mannes, der nach 40-minütiger Wartezeit zum zweiten Mal von der Aufnahmeschwester darauf hingewiesen wurde, dass die Behandlung seiner Mutter noch nicht abgeschlossen war.

- *»Gibt's in diesem Scheißkrankenhaus nur so dreckige Schlampen wie dich?«* Rentner zur Aufnahmeschwester, die ihm erklärt hatte, dass im Wartebereich das Rauchen nicht gestattet ist.
- *»Rassistenschwein!«* Migrant zum Rettungsstellenleiter, der ihm erklärt hatte, dass Patienten nach Dringlichkeit und nicht nach Reihenfolge ihres Eintreffens behandelt werden.
- *»Halt's Maul, du Arsch! Ein Wort noch, und ich stech dich ab!«* Junger Berliner zu einem Pfleger, der ihn aufgefordert hatte, das Handyverbot zu beachten.

Nicht allein »Ausländer« – wie oft unterstellt – sind häufig weit davon entfernt, Respekt und Anstand einzuhalten. Im Gegenteil, nicht wenige betrachten die Erste-Hilfe-Stellen als eine Art rechtsfreien Raum, in dem das Personal und Mitpatienten allein nach ihrer Pfeife zu tanzen haben. Sie fordern etwa, »hier und sofort« behandelt zu werden; und wenn nicht, sinkt die Schwelle zu verbalen Ausfällen und Randale oftmals sekundenschnell und geht in Aggressivität über.

Faktisch sind Rettungsstellen auch ein Spiegel sozialer Verwerfungen, die sich in ihnen wie in einem Brennglas bündeln. So stellen etwa Patienten nicht deutscher Herkunft, die derzeit zwischen 20 und 35 Prozent aller in Notaufnahmen Behandelter ausmachen, das Personal vor besondere Herausforderungen. Ihre kulturellen Eigenheiten, ihre Unkenntnis des deutschen Gesundheitssystems, vielfach bestehende Sprachbarrieren – regelmäßig fehlen Dolmetscher – sowie die Tatsache, dass sie häufig unversichert sind, führen zu Behandlungserschwernissen und Konflikten.

Das bedeutet für die Rettungsstellen aber auch, mit den körperlichen und psychischen Folgen von Armut, sozialer Not, Verwahrlosung, Fremdheit und Vereinsamung medizinisch und menschlich umgehen zu müssen. Allerdings führt sie diese Aufgabe allzu oft an die Grenzen des Erträglichen und ihres Leistungsvermögens. Immer häufiger sehen sich die Mitarbeiter nicht nur verbalen Beleidigungen ausgesetzt, sondern auch gewalttätigen, zum Teil mit Schlagringen und Messern bewaffneten Patienten, sodass in manchen Notaufnahmen eine durch den Wachschutz vorzunehmende Leibesvisitation der Patienten und Metalldetektoren vor Betreten der Rettungsstelle diskutiert werden.

2024 schlugen die Deutsche Krankenhausgesellschaft und die Kassenärztlichen Vereinigungen erneut Alarm: 73 Prozent der Krankenhäuser gaben an, dass die Zahl der verbalen und körperlichen Attacken auf Ärzte und Pflegepersonal deutlich gestiegen seien, insbesondere in den Rettungsstellen. Das gilt auch für 80 Prozent der niedergelassenen Ärzte und ihre Praxisteams – Tendenz weiterhin steigend. Daraufhin brachte im März 2025 die Bundesärztekammer unter ihrem Präsidenten Dr. Klaus Reinhardt die Einrichtung zentraler Meldesysteme ins Gespräch, »um unkompliziert und mit wenigen Klicks« pöbelnde und gewalttätige Patienten polizeilich anzuzeigen und gegebenenfalls festzunehmen; ein Vorschlag, der bei der großen Mehrheit der Ärzteschaft auf positive Resonanz stößt.

Die Neuorganisation der Notfallversorgung – eine jahrzehntealte Herausforderung

Dass die Notfallversorgung der Menschen hierzulande dringend neu organisiert werden muss, ist offensichtlich. Indes waren die aktuellen Organisationsmängel und Konflikte um Zuständigkeiten schon vor mehr als 25 Jahren (!) vorhanden und aufgefallen. Heute wie damals war und ist der Dreh- und Angelpunkt die »Entzerrung der Patientenströme«. Anders gesagt: Wünschenswert wäre eine möglichst frühzeitige Weichenstellung dahingehend, einem akut hilfebedürftigen Patienten die seinen Beschwerden adäquate medizinische Versorgung zukommen zu lassen.

1998 war unter anderen treibenden Kräften auch ich (als damaliger Leiter der Notaufnahme des Berliner Urban-Krankenhauses) darum bemüht, eine Kooperation zwischen der Kassenärztlichen Vereinigung Berlin (als Vertreterin der niedergelassenen Vertragsärzte) und der Notaufnahme im Rahmen eines Modellprojekts zustande zu bringen. In der Klinik, der Notaufnahme unmittelbar benachbart, sollte eine Arztpraxis eingerichtet werden, in der zunächst alle »Selbsteinweiser« sich hätten vorstellen müssen. Aufgabe der dort tätigen niedergelassenen Ärzte wäre es gewesen, Patienten mit wirklichen Notfällen »auszusieben« und in die eng benachbarte Rettungsstelle einzuweisen. Bedauerlicherweise stimmte die Vertreterversammlung der Kassenärztlichen Vereinigung letztlich gegen das über Monate verhandelte Modellprojekt, sodass alles beim Alten blieb.

Mehr als 25 Jahre sind seither verstrichen, doch kaum etwas hat sich an den Zuständen in den Notaufnahmen verbessert. Im Gegenteil, verbale und tätliche Angriffe auf das Personal der Notaufnahmen und Rettungsdienste haben zugenommen. Ihr Schutz, eingebettet in eine Neuorganisation der Notfallversorgung, ist dringender denn je. Sie soll nun, eingebunden in die anstehende Krankenhausreform, über die sich die Gesundheitspolitik, die einschlägigen Verbände und die Ärzteschaft seit Jahren den Kopf zerbrechen und zu der sie Vorschläge erarbeitet haben, umgesetzt werden. Ihr Ziel: eine patientengerechtere, schnellere und effektivere Notfallversorgung zu ermöglichen.

Das Notfallreformkonzept der Politik

Im Rahmen der anstehenden Krankenhausreform hat eine Regierungskommission im Februar 2023 auch ein Reformkonzept für die Notfallversorgung vorgelegt. Danach sollen flächendeckend *Integrierte Notfallzentren* (INZ) sowie *Integrierte Leitstellen* (ILS) eingerichtet werden. Das Konzept sieht vor:

1. den flächendeckenden Aufbau von ILS:

- Hilfesuchende, die sich in einem Notfall an den Rettungsdienst (112) oder an den kassenärztlichen Notdienst (116117) wenden, sollen initial durch eine ILS nach telefonischer oder telemedizinischer *Ersteinschätzung* der für sie am besten geeigneten Notfallstruktur zugewiesen werden.
- Aufgrund unmittelbarer Erreichbarkeit rund um die Uhr, guter medizinischer Beratung und telemedizinischer ärztlicher Hilfe sowie verbindlicher Terminvermittlung sollen ILS für Betroffene so attraktiv sein, dass sie primäre Anlaufstelle in medizinischen Notfällen werden.
- Durch von medizinisch qualifizierten Fachkräften in den ILS vorgenommene standardisierte, wissenschaftlich validierte, softwaregestützte und qualitätsgesicherte Ersteinschätzung soll eine Über- oder Unterversorgung von Notfällen verhindert werden. Gleichzeitig werden die knappen Ressourcen optimal genutzt. Notaufnahmen in Krankenhäusern sollen so möglichst nur von Hilfesuchenden genutzt werden, die diese komplexen Strukturen wirklich benötigen.

2. den Aufbau von sog. integrierten Notfallzentren (INZ) an Krankenhäusern der erweiterten und umfassenden Notfallversorgung:

- INZ sollen aus einer Notaufnahme des Krankenhauses, einer Notfallpraxis der Kassenärztlichen Vereinigungen (KV) sowie einem »Tresen« als zentrale Entscheidungsstelle bestehen.
- Durch den Aufbau von INZ an Krankenhäusern der erweiterten und umfassenden Notfallversorgung (insgesamt derzeit rund 420 in Deutschland) sollen Patienten durch eine bedarfsgerechte Steuerung den richtigen Strukturen zugewiesen werden – entweder in die Notaufnahme des Krankenhauses oder die KV-Notfallpraxis.
- Die Beteiligung sowohl der Kassenärztlichen Vereinigungen als auch der Krankenhäuser an den INZ ist verpflichtend. Damit ist sichergestellt, dass die Lasten gleich verteilt werden.
- Zudem sollen Integrierte Notfallzentren für Kinder- und Jugendmedizin (KINZ) an Kliniken für Kinder- und Jugendmedizin sowie an Krankenhäusern mit einer pädiatrischen Abteilung aufgebaut werden.

In manchen Großstädten und Regionen ist dieses Konzept, das sinnvoll und tragfähig erscheint, in Teilen bereits umgesetzt. So existieren in Berlin bereits an acht Kliniken von niedergelassenen Ärzten im Auftrag der KV betriebene Notfallpraxen, räumlich den eigentlichen Notaufnahmen direkt benachbart, bisher allerdings nur an den Wochenenden. Im Eingangsbereich triagiert eine Fachkraft die eintreffenden Patienten: Nicht dringliche Fälle werden der KV-Praxis zugewiesen, die als echte Notfälle sich erweisenden Patienten hingegen der Rettungsstelle. Ob dieses Konzept bundesweit eingeführt wird, hängt davon ab, ob die Länder sich auf dieses Konzept einigen können, denn im Rahmen der konkurrierenden Gesetzgebung ist die Gesundheitsversorgung Ländersache. Zudem muss es finanziert werden, denn umgesetzt wird in allen Politikbereichen seit jeher allein das, was auch finanziert wird.

KAPITEL 5

Eine Frage der Erkrankung: wissenschaftliche Medizin, Alternativmedizin oder Naturheilkunde?

Die Medizin ist seit jeher durch eine Vielzahl unterschiedlicher Lehrgebäude geprägt, die auf teils grundverschiedenen Annahmen, Methoden und philosophischen Überzeugungen beruhen – und entsprechend unterschiedliche Behandlungsansätze hervorbringen. Dazu zählen die wissenschaftlich orientierte Medizin ebenso wie alternative, komplementärmedizinische und naturheilkundliche Konzepte. Im Folgenden wird dargelegt, worin sich diese Ansätze unterscheiden und welchen Stellenwert der Autor ihnen jeweils beimisst.

Wissenschaftliche Medizin

Wissenschaftliche Medizin beruht auf gesicherten Erkenntnissen über die Funktionen des menschlichen Organismus, seine Erkrankungen (einschließlich ihrer Prävention) und ihre Behandlungsmöglichkeiten. Die Erkenntnisse wiederum beruhen im Vergleich zur Alternativmedizin nicht auf einem statischen Weltbild, vielmehr kommen sie dynamisch nach den Gesetzen der Logik, des analytischen Forschens und auf der Grundlage einer definierten Methode zustande und beim kranken Menschen zur Anwendung. Unabdingbar ist, dass die so gewonnenen Erkenntnisse und die aus ihnen sich ergebenden Handlungsstrategien transparent, überprüf- und übertragbar sind, sich ihre Wirksamkeit und Nützlichkeit in großen Kollektiven empirisch bewährt haben und ihnen damit eine überindividuelle Gültigkeit zukommt. Ganz entscheidend ist, dass medizinisches Wissen – wie wissenschaftliche Erkenntnis überhaupt – nicht gleichbedeutend ist mit Gewissheit. Wissen lebt vielmehr davon, dass es immer vorläufig und unvollständig ist, also offen ist für Kritik und den Selbstzweifel im Sinne der Generierung neuer Erkenntnisse, die den bisherigen überlegen und diese damit obsolet sind.

Erkenntnisse und Vorgehensweisen wissenschaftlicher Medizin finden heute vermehrt in der sogenannten Evidenzbasierten Medizin (EBM) ihren Niederschlag. Evidenz ist im Duden definiert als etwas, was unmittelbar »einleuchtet« und keines Beweises bedarf; im englischen Sprachgebrauch hingegen als wissenschaftlich erarbeitete und verfügbare Fakten, die Gültigkeit beanspruchen dürfen. In diesem Sinne stützt sich EBM also nicht auf Meinungen Einzelner oder auf traditionelle Übereinkünfte, sondern auf die Resultate systematischer wissenschaftlicher Forschung (externe Evidenz). Sie macht gewissenhaften, ausdrücklichen und vernünftigen Gebrauch der gegenwärtig besten wissenschaftlichen Belege für Entscheidungen in der medizinischen Versorgung individueller Patienten unter Einbeziehung ihrer Rechte und Präferenzen.

Eine evidenzbasierte Behandlung fußt im Wesentlichen auf einer randomisierten und kontrollierten klinischen Studie (RCT), einem Studiendesign, das heute als »Goldstandard« gilt. »Kontrolliert« bedeutet, dass ein Patientenkollektiv (Probanden) in zwei Gruppen aufgeteilt wird: eine, die, etwa im

Falle eines zu testenden Arzneimittels dieses erhält (»Verum-Gruppe«), und eine zweite, die mit einem Standardmittel oder Scheinmedikament behandelt wird (»Placebo-Gruppe«). Bei Vergleichen beider Gruppen zeigt sich die Wirksamkeit oder auch Unwirksamkeit des einen oder des anderen Mittels. »Randomisiert« ist eine solche Studie, weil sie die Probanden nach dem Zufallsprinzip der einen oder anderen Gruppe zuordnet, damit sie in ihrer Zusammensetzung äquivalent sind. Darüber hinaus sind die Studien meist »doppelt verblindet«, das heißt, dass weder die Probanden noch der Studienleiter wissen, welche Probanden zu welcher Gruppe gehören.

Praktische Anwendung findet EBM in den von den jeweiligen medizinisch-wissenschaftlichen Fachgesellschaften und Berufsgruppen erarbeiteten Leitlinien für diagnostische und therapeutische Vorgehensweisen. Mittlerweile sind sie für zahlreiche Diagnose- und Therapieverfahren (Bluthochdruck, Herzrhythmusstörungen, Asthma, Diabetes u. v. a. m.) erarbeitet und werden von einer Mehrheit der Ärzteschaft akzeptiert. Leitlinien sind indes keineswegs als »Kochbuchmedizin« zu verstehen, wie manche ihrer Kritiker verächtlich behaupten. Angemessener wäre es, sie mit der Partitur einer Symphonie zu vergleichen, die für ihren Dirigenten zwar vorgegeben und verbindlich ist, ihm aber dennoch Raum lässt für eine individuelle Interpretation. Übertragen auf die Leitlinienmedizin: Die viel beschworene Therapiefreiheit ist zwar ein hohes Gut, indes darf sie nicht in Therapiebeliebigkeit ausarten.

Verfehlt wäre es, Wissenschaft in der Medizin allein als Naturwissenschaft zu verstehen. Dezidiert sind auch wissenschaftlich untermauerte Erkenntnisse anderer Disziplinen, z. B. aus der Soziologie und Psychologie, Teil wissenschaftlicher Medizin. So konnte die Psychologie etwa den Nachweis erbringen, dass ärztliche Empathie die Mitwirkung des Patienten an therapeutischen Maßnahmen steigert und signifikant zum Behandlungserfolg beiträgt.

Verfehlt wäre es zudem, das System »wissenschaftliche Medizin« gleichzusetzen mit seinen Anwendern, der Ärzteschaft. Zahllos und facettenreich sind die Beispiele in Geschichte und Gegenwart dafür, dass Ärzte nicht nur gegen ihre selbst gesetzten ethischen Prinzipien verstoßen (haben), sondern auch die wissenschaftliche Medizin regelrecht missbrauch(t)en – aus Eigeninteresse. Man denke nur an die in den 1970er-Jahren aufgedeckte Kooperation der Tabakindustrie mit Ärzten, die sich trotz damals schon gesicherter wissenschaftlicher Fakten zur gesundheitlichen Gefährdung des Rauchens dazu hergaben, sie zu relativieren oder gar in Abrede zu stellen. Man denke an Herzkathetereingriffe (Stents), deren Indikationsstellung allzu oft wirtschaftlichen Vorgaben statt wissenschaftlich erarbeiteten und gesicherten Leitlinien folgt.

Alternativmedizin

Unter Alternativmedizin versteht man ein geradezu uferloses und äußerst heterogenes Spektrum diagnostischer und therapeutischer Verfahren, die sich teils als Alternative, teils als Ergänzung zu wissenschaftlich fundierten Behandlungsmethoden, wie sie in der Universitätsmedizin vermittelt werden, verstehen. Auch als »unkonventionelle Heilverfahren« oder »Außenseitermethoden«, als »Paramedizin« oder »Komplementärmedizin« bezeichnet, umfassen sie seit zwei Jahrhunderten ein ganzes Universum von Praktiken. Zu ihnen zählen Diagnoseverfahren wie beispielsweise Kinesiologie, Haaranalyse, Irisdiagnostik, Kirlian-Fotografie, Pendeln, Pulsdiagnose und Vegatest. Zu den bekanntesten ihrer therapeutischen Praktiken gehören (in absteigender Reihenfolge) Akupunktur, Chirotherapie, Homöopathie, Osteopathie, Eigenbluttherapie, anthroposophische Medizin und Ayurveda. Am äußersten Ende des Spektrums stehen Verfahren wie Geistheilung, Erdstrahlen, Besprechen, Handauflegen und Gesundbeten, die dezidiert einen magischen oder religiösen Hintergrund haben. Manche alternativmedizinischen Verfahren (Ayurveda, Wasserkuren) sind zudem von Wellnessangeboten kaum zu unterscheiden, was sich auch im noch jungen Berufsbild des Wellnesstherapeuten spiegelt. All diesen alternativmedizinischen Therapien gemeinsam ist, dass ihnen weder ein wissenschaftlich plausibler Wirkmechanismus nachgewiesen werden kann noch eine pharmakologische Wirkung, die über einen Placeboeffekt hinausgeht.

Nichtsdestotrotz sind alternativmedizinische Verfahren weltweit verbreitet und stellen zweifellos einen Wachstumsmarkt dar. Nach ökonomischen Berechnungen könnte er allein in den USA 2028 ein Volumen von 400 Milliarden US-Dollar erreichen. Eine europäische Studie wies nach, dass 2018 mehr als 25 Prozent aller Europäer wenigstens eines der in Rede stehenden Heilverfahren genutzt hatten; in Deutschland waren es 2022 gar mehr als 60 Prozent der Erwachsenen, was für ihre hohe Akzeptanz spricht. Der Umsatz von den der Alternativmedizin zuzurechnenden Medikamenten lag 2018 in Deutschland bei insgesamt 1,7 Milliarden Euro, bei einem Gesamtumsatz der Apotheken von 55,8 Milliarden Euro. Im Jahr 2006 lagen die Aufwendungen der Deutschen für alternativmedizinische Produkte oder Leistungen bei neun Milliarden Euro, das entsprach pro Einwohner durchschnittlich etwa 110 Euro pro Jahr. Etwa fünf Milliarden Euro davon zahlten die Patienten selbst, vier Milliarden Euro erstatteten die Krankenkassen, 40 000 Ärzte boten entsprechende Leistungen an.

Der Behandlungskosmos der unkonventionellen Heilverfahren umfasst mehrere Botschaften, die vielen Patienten plausibel und attraktiv erscheinen: Alternativmedizinische Verfahren verstehen sich, ausgehend von der Vorstellung einer »guten« Natur, als »natürliche atoxische Heilweisen«, denen »Sanftheit« eigen ist, die die oftmals unsanften invasiven, mit Angst, Abwehr und Sprachlosigkeit einhergehenden und nebenwirkungsreichen Vorgehensweisen der wissenschaftsbasierten Medizin konterkarieren und ihr überlegen erscheinen lassen.

Aber die »Natur« hat ein janusköpfiges Gesicht; per se ist sie weder gut noch schlecht oder böse. Sie ist einerseits Lebensgrundlage und Ressource des Menschen. Hier ist von Bedeutung, dass eine Vielzahl pflanzenbasierter wissenschaftlich geprüfter Arzneimittel, so auch hochwirksame Krebsmittel, der Natur entstammen. Andererseits gehen von der unbelebten wie der belebten Natur neben den uns bekannten »Naturkatastrophen« erhebliche Gefahren aus: Natur bildet eben auch ein Reservoir und eine Quelle dramatisch verlaufender Vergiftungen und Erkrankungen, etwa zahlreicher Infektionskrankheiten wie Malaria (die durch Stechmücken übertragen wird) und für den Menschen gefährlicher Viruserkrankungen (zum Beispiel Grippeviren und die durch Säugetiere und Vögel verbreiteten Corona-Viren). Von der Einnahme durch die Sektion »Ayurveda« empfohlener »natürlicher« Mittel wird gar dringendst abgeraten, da sie nachweislich Schwermetalle und andere toxische Stoffe enthalten.

Was die generelle *Sanftheit* alternativmedizinischer Heilverfahren betrifft, so sind aus diagnostischer wie therapeutischer Sicht mehr als Zweifel angebracht: Sich einem Irisdiagnostiker zu überlassen, der glaubt, Furchen und Flecken der Iris definitiv Krankheiten zuordnen zu können – von Augenärzten zu Recht als »Ratespiel« stigmatisiert –, kann im wörtlichen Sinn ins Auge gehen: Gravierende Erkrankungen bleiben unerkannt, oder es werden tatsächlich nicht bestehende Krankheiten diagnostiziert. Aus therapeutischer Sicht wird sanfte Medizin spätestens dann gefährlich, wenn sie mit Impfgegnerschaft einhergeht und als Allzweckwaffe gegen Krebs, Alzheimer und Autismus empfohlen wird (gegen Letzteren werden Einläufe mit Chlorbleiche propagiert, vor denen das Bundesinstitut für Arzneimittel wegen Verätzung der Darmschleimhaut ausdrücklich warnt).

Und dennoch sind Alternativmediziner jeglicher Couleur der festen Überzeugung, dass ihre Verfahren im Sinne der »Heilung« oder Symptomlinderung wirksam sind. Sie können indes lediglich von anekdotischen Erfolgen berichten, jedoch keinen Wirksamkeitsnachweis vorlegen, der den strengen Kriterien der oben genannten auf Logik, analytischer Forschung und einer nachvollziehbaren und reproduzierbaren Methodik beruhenden Nachweisen standhält. Vielmehr verschließen sie sich solchen Kriterien. Sie sind bewusst im Irrationalen verhaftet und misstrauen jeglicher Kontrolle durch ein Außen.

Auch der Behauptung der Alternativmedizin, dass ihre Erfolge über Placeboeffekte hinausgingen, widerspricht die übergroße Mehrheit der Ärzteschaft nachdrücklich. *Placebo* ist ein Ärzten und anderen Heilberuflern wie auch großen Teilen der Öffentlichkeit seit Jahrzehnten geläufiger Begriff. Doch wie er exakt definiert ist und wie der sogenannte Placeboeffekt beim Patienten zustande kommt und wirkt (oder nicht), ist immer noch Gegenstand der Forschung und anhaltender Kontroversen. Vereinfacht lässt sich sagen, dass die Behandlung eines Patienten mit einem Placebo (lat.: ich werde gefallen) eine Scheinbehandlung darstellt, etwa die ärztliche Gabe einer Tablette, die keinen spezifischen Wirkstoff enthält, aber dennoch beim Patienten eine positive Wirkung entfaltet. Doch wie funktioniert das?

Unstrittig ist, dass es bei jeder therapeutischen Intervention zu einem Placeboeffekt kommen kann. Der aber kann unmöglich auf der Wirkung von bis zur Unendlichkeit verdünnten und damit faktisch wirkstofffreien Tropfen oder allein Zucker enthaltenden Globuli beruhen, wie es bei der Homöopathie der Fall ist. Der Placeboeffekt beruht vielmehr allein auf dem Kontext ihrer Einnahme: Die wiederum umfasst die Erwartungen und Hoffnungen des Patienten auf Heilung oder Symptomlinderung ebenso wie die Ausstrahlung des Behandlers auf ihn, unabhängig davon, ob Letzterer nun Internist, Homöopath, Psycho- oder Bachblütentherapeut ist. Dass gerade Homöopathen, die sich regelhaft deutlich mehr Zeit für ihre Patienten nehmen, diesem Kontext eher gerecht werden als mancher der von ihnen geschmähten »Schulmediziner«, die allzu oft Empathie und Gesprächsbereitschaft vermissen lassen, ist nicht von der Hand zu weisen.

Auch ein umgekehrter Placeboeffekt, genannt *Noceboeffekt* (lat.: *nocebo* = ich werde schaden), ist existent und wirksam: Für manche Behandlungen ist gut belegt, dass sie weniger gut anschlagen, wenn der Patient sich ihnen argwöhnisch und mit wenig Hoffnung überlässt. Für die Therapie des Bluthochdrucks beispielsweise konnte gezeigt werden, dass bei Patienten mit einer eher skeptischen bis negativen Erwartung an eine medikamentöse Blutdrucksenkung diese weniger ausgeprägt war als bei Patienten mit einer positiven Erwartung.

Zu unterscheiden ist der Placeboeffekt von *Spontanheilungen*, die ihn ebenso wie Studien zur Wirksamkeit medizinischer Eingriffe verzerren können. Von einer Spontanheilung spricht man dann, wenn eine Krankheit ohne äußeres Zutun »von selbst« ausheilt. Dies ist der Fall bei vielen Infektionskrankheiten (zum Beispiel viral bedingten Erkältungskrankheiten) aufgrund der körpereigenen Immun- und Reparaturmechanismen. Doch selbst Depressionen und Tumorerkrankungen können, wenn auch sehr selten, spontan ausheilen, obwohl die zugrunde liegenden Mechanismen derzeit unbekannt sind.

Zu Ende gedacht, läuft Alternativmedizin auf die schlichte Formel »Glauben statt Wissen« hinaus. Geradezu absurd erscheinen deshalb die Versuche mancher Alternativmediziner, die Wirksamkeit des Glaubens an ihre Konzepte und Praktiken wissenschaftlich zu unterlegen, womit sie sich doch indirekt dem Primat der Wissenschaft unterwerfen. Konsequent und meines Erachtens in sich glaubwürdig wäre Alternativmedizin dann, wenn sie allein mit der Überzeugungskraft des Glaubens, der ja bekanntlich Berge versetzt, argumentierte.

Naturheilverfahren

Auch wenn Naturheilverfahren oftmals unkritisch der Alternativmedizin zugeordnet werden, so ist doch zu betonen, dass sich beide Heilverfahren voneinander unterscheiden: Im Gegensatz zu alternativmedizinischen Verfahren ist die Wirksamkeit der klassischen Naturheilkunde wissenschaftlich längst belegt und konsequenterweise im universitären medizinischen Staatsexamen Prüfungsfach.

Eine verbindliche Definition des Begriffs »Naturheilverfahren« gibt es indes nicht. Dennoch sind den beiden Verfahren folgende sogenannte genuine Wirkfaktoren gemeinsam: Wärme und Kälte, Licht, Luft, Bewegung, Ruhe, Ernährung und Fasten, Wasser, Erde, natürliche Heilmittel (Pflanzen) sowie bewährte psychosoziale Einflüsse. Heilmethoden, die mit technischem Gerät arbeiten, wie beispielsweise Elektro-, Magnetfeld- und Sauerstofftherapie, sowie die sogenannten Bioresonanzverfahren gehören nicht zu ihnen. Behandlungsziel der

Naturheilverfahren ist es, durch dosierte Reize (Belastung/Entlastung) die Selbstheilungskräfte und Regulationsvorgänge im Körper zu aktivieren und zu stärken.

Eine der ältesten, bedeutendsten und verbreitetsten natürlichen Heilweisen ist die nach dem Pfarrer Sebastian Kneipp benannte Kneipp-Heilweise, die wissenschaftlich befriedigend begründet ist. Sie beruht auf den fünf Prinzipien der Hydro-, Bewegungs-, Ernährungs-, Phyto- und Ordnungstherapie. Mithilfe der Hydrotherapie (Wassertreten wechselnd in kaltem und warmem Wasser) beispielsweise konnte tatsächlich die Häufigkeit von Atemwegsinfektionen um die Hälfte gesenkt werden, ebenso besserten sich Durchblutungsstörungen; zudem reagiert der regelmäßig im Wasser Tretende unter körperlicher und psychischer Belastung mit einem weniger starken Anstieg der Stresshormone Cortisol und Adrenalin. Der Einsatz mild wirkender, nicht toxischer Arzneipflanzen (zum Beispiel Weißdorn bei Herzinsuffizienz, Johanniskraut bei depressiven Verstimmungen) hat sich sogar im Vergleich zu Placebos im Doppelblindversuch bestätigen lassen. Auch die von Bircher-Benner entwickelte vorwiegend vegetarische, kalorienarme, indes nährstoff- und ballaststoffreiche Rohkosttherapie als Teil einer gesunden Ernährung ist von der »Schulmedizin« akzeptiert worden.

Der Leser wird bemerkt haben, dass ich ein Verfechter des Systems einer wissenschaftsbasierten Medizin bin – mag sie auch die Erwartungen mancher Patienten enttäuschen – und aus meiner Kritik der Alternativmedizin keinen Hehl mache. Eine Kritik, die von renommierter Seite her übrigens geteilt wird. So urteilt das dreibändige *Lexikon der Bioethik*: »Angesichts ihres nicht bewiesenen Nutzens ist der Einsatz von Außenseitermethoden bei leichteren Indikationen ethisch nicht zu vertreten.« Der Münsteraner Kreis, ein Zusammenschluss hochrangiger

Medizinethiker, Ärzte und Gesundheitswissenschaftler, hat in zahlreichen wissenschaftlichen Beiträgen alternativmedizinische Heilweisen, insbesondere die Homöopathie, kritisiert. Seine Schlussfolgerung lautet: »Die Homöopathie zeigt sich selbst als rationale, der wissenschaftlichen Medizin zur Seite stehende, mithin ebenbürtige oder gar selbst wissenschaftlich fundierte Heilmethode. Doch das ist eine grobe Irreführung, denn Homöopathie ist Esoterik in Reinkultur.«

Es mag Fälle geben, in denen der Einsatz alternativer Therapiemethoden wirklich sinnvoll ist. Sie können als Ergänzung einer »schulmedizinischen« Behandlung bei chronischen Erkrankungen oder zur Linderung von Nebenwirkungen herangezogen werden. Sie können auch bei leichteren Beschwerden wie Stress, Schmerzen oder Schlafstörungen helfen, wenn die »schulmedizinische« Behandlung nicht ausreichend wirkt oder nicht gewünscht ist.

In anderen Fällen aber kann Alternativmedizin regelrecht Schaden anrichten, wenn sie konventionelle Behandlungen ersetzt. Die folgenden authentischen Beispiele vermitteln das anschaulich und machen auch deutlich, warum ich alternativmedizinischen Behandlungsmethoden so skeptisch gegenüberstehe.

»Lungenkraft« statt Asthmasprays

Er war der Freund eines meiner Freunde: Dieter K., 42 Jahre alt, Berufsschullehrer, verheiratet, ein Sohn, mit wenig Interesse an Bewegung und Sport. Seit seiner Kindheit begleitete ihn ein sogenanntes Anstrengungsasthma, dessen fachkundige ärztliche Abklärung und Behandlung (etwa mit Asthmasprays) er nicht für notwendig erachtete. »Ärzte mochte er einfach nicht, Schulmedizin nur im äußersten Notfall!«, berichtete sein Freund. Hin und wieder suchte Dieter K. dennoch eine Heilpraktikerin auf, die ihm das Buch *Asthma natürlich behandeln* empfahl und zudem das Medikament »Lungenkraft« verordnete, das Isländisch Moos, Vitamin C aus der Acerolakirsche, Meerrettich, Reishi, Olivenblätter, Süßholzwurzel, Pfefferminze, Eukalyptus, Moringa, Salbei, Malve, Vitamin E, Bambussprossen und Selen enthält.

Eines Tages bemerkt Dieter K. ein leichtes Spannungsgefühl und eine diskrete Schwellung seines linken Unterschenkels. Phasenweise treten zudem Episoden »knapper Luft« auf, die mit Schwindel und einem präkollaptischen Zustand einhergehen. Er schiebt dies auf sein Anstrengungsasthma und seine aktuell hohe Arbeitsbelastung. Seine Familie indes rät ihm dringend, einen Arzt aufzusuchen, er jedoch unterlässt es. Schließlich, etwa drei Wochen später, kommt es zu einem dramatischen Ereignis: Er wird in der Wohnung plötzlich bewusstlos, seine Atmung setzt aus, er ist nicht mehr erweckbar. Obwohl die Tochter unverzüglich mit der Herzdruckmassage beginnt und die Ehefrau den Notarzt alarmiert, bleiben alle mehr als 30-minütigen Reanimationsmaßnahmen ohne Erfolg. Der Leichenschauarzt dokumentiert eine ungewisse Todesursache. Die Obduktion, die daraufhin angeordnet wird, belegt eine massive Lungenembolie mit vorausgehenden kleineren Embolien. Sie gingen sämtlich von einer zuvor bestehenden Unterschenkelvenenthrombose aus, die dem anfänglichen Spannungsgefühl im linken Bein zugrunde lag.

Globuli statt Antibiotika

»Hör mir zu!« – »Ich verstehe dich.« – »Ich habe schon manchem Patienten mit deiner Erkrankung helfen können.« – »Ich weiß, was gut für dich ist.« Worte des Homöopathen Dr. L. aus Süddeutschland, der Tanja G., eine 22-jährige Kunststudentin, über zwei Wochen telefonisch beriet und behandelte. 1994 war sie von Freiburg nach Berlin in eine Wohngemeinschaft von Kunst- und Filmstudenten gezogen, hatte ihm aber als Patientin die Treue gehalten – man telefonierte.

Am frühen Abend des 28. Oktober 1995 war ich als Notarzt in die Wohnung der Studenten gerufen worden: Seit Tagen habe sich Tanjas Zustand, so berichteten mir die Mitbewohner später, bei steigendem Fieber immer weiter verschlechtert, an besagtem Tag habe sie nicht einmal mehr aufstehen und aufgrund ihrer eingeschränkten Bewusstseinslage auch nicht mehr verständlich sprechen können. Angefangen habe alles einige Wochen zuvor mit einem schmerzhaften Harnwegsinfekt, immerzu habe sie zur Toilette gehen müssen, blutig sei der Urin gewesen. Alle paar Tage habe sie mit ihrem Arzt in Freiburg telefoniert. Der habe am Telefon immer wieder von ihren Abwehrkräften gesprochen, die mit den von ihm verordneten Globuli zu stärken seien, obwohl ihr Zustand eher schlechter als besser geworden sei. Dass es zu einer »Erstverschlimmerung« ihrer Symptome, wie er sich ausgedrückt habe, gekommen sei, sei normal und geradezu der Beweis, dass er die richtigen Mittel gewählt habe und sie bald gesunden werde. Die von ihren Mitbewohnern geäußerten Bedenken habe sie bis zuletzt nicht annehmen wollen: »Mein Homöopath hat aber dies und jenes gesagt … und ich solle bloß keinen von diesen Schulärzten aufsuchen«, war ihre stehende Antwort auf die sorgenvollen Einwände ihrer Mitbewohner, die für die telefonische Fernbehandlung keinerlei Verständnis aufbrachten.

Jetzt lag Tanja G. vor mir auf dem Holzfußboden des Wohnungsflurs, reglos und mit weiten, lichtstarren Pupillen, das EKG zeigte eine Nulllinie. Ich war zu spät, sie war bereits tot.

Sprachlos und starr vor Schreck lehnten ihre Wohnungsgenossen an den Flurwänden. Ursache ihres Todes war, wie die spätere Obduktion ergab, ein aufsteigender Harnwegsinfekt, der in einen septischen Schock (Blutvergiftung) übergegangen war. Tanja G., da bin ich sicher, war ein Opfer der Einflüsterungen eines Arztes, den sie, aus welchen Gründen auch immer, zu ihrem Guru erkoren hatte.

Entscheidungsfindung zwischen Selbstvertrauen und professioneller Hilfe

Kein Zweifel: Beide Patienten könnten noch leben, wenn sie kompetent behandelt worden wären. Indes sind beide Todesfälle nicht allein ihren Therapeuten anzulasten, weil die Patienten selbstbestimmt entschieden hatten, sich einer alternativmedizinischen Behandlung anzuvertrauen. Worin hätte eine kompetente Behandlung bestanden? Tanja G. hätte frühzeitig ein »schulmedizinisch« verordnetes Antibiotikum einnehmen müssen, statt Globuli zu schlucken, die ihr ein ebenso autoritärer wie verantwortungsloser Arzt angeraten hatte. Dieter K. überließ sich aus eigenem Entschluss, und ohne seine Symptome »schulmedizinisch« abklären zu lassen, den Ratschlägen einer ahnungslosen Heilpraktikerin.

Naheliegend ist die Frage, nach welchen Kriterien Menschen – je nach Art und Ausprägung ihrer Beschwerden – den Entschluss fassen, professionelle Hilfe oder medizinische Behandlung in Anspruch zu nehmen. Es ist eine Entscheidung, die von zahlreichen Einflussfaktoren bestimmt wird: ihrem Selbstvertrauen, ihrer physischen und mentalen Resilienz, Ängsten und Schamgefühlen, Vorerfahrungen (den eigenen und denen anderer), dem Drängen von Angehörigen, vielleicht auch der

Nähe oder Ferne einer Versorgungseinrichtung. Manch einer, der sich an der Bordsteinkante den Fuß »verstaucht« hat, hinkt mit geschwollenem Gelenk nach Hause und legt sich einen Kühlverband an; ein anderer, in Sorge um eine mögliche Sprunggelenksfraktur, ruft von seinem Handy gleich die 112 an und lässt sich in die nächstgelegene Klinik fahren.

Ein mir aus der Notfallambulanz bekannter, unter Blähungen und Verstopfung im Wechsel mit Durchfällen leidender 63-jähriger Mann ließ sich von einem Heilpraktiker wochenlang alternativmedizinisch behandeln: mit einer pflanzenbasierten Diät, Akupunktur und dem vielfach beworbenen Mittel »Kijimea Pro«, indes ohne Erfolg. Glücklicherweise folgte er meinem dringenden Rat, sich einer Darmspiegelung bei einem Gastroenterologen zu unterziehen. Der diagnostizierte einen Dickdarmtumor, der noch keine Tochtergeschwülste gebildet hatte und erfolgreich operiert werden konnte.

Was tun bei gesundheitlichen Beschwerden? – Meine Empfehlungen

Folgende Empfehlungen möchte ich all denjenigen geben, die unter gesundheitlichen Beschwerden gleich welcher Art leiden und – aus welchen Gründen auch immer – noch zögern, externe Hilfe zu beanspruchen:

- Gesundheitliche Beschwerden gleich welcher Art, für die Sie externen Rat und Hilfe zu benötigen glauben, sollten Sie primär einem Arzt anvertrauen, der auf der Grundlage wissenschaftsbasierter Medizin diagnostiziert und therapiert. Dabei ist zu berücksichtigen, dass es unter Umständen Zeit und Geduld erfordert, ehe sich aus einem möglicherweise breiten

Spektrum von Behandlungsoptionen diejenige herauskristallisiert, die für Erhaltung oder Wiederherstellung Ihrer Gesundheit die dienlichste ist.

- Sich primär Ärzten oder Heilern zuzuwenden, die, gerade bei gravierenden Beschwerden oder bereits klar diagnostizierten Erkrankungen (z. B. Krebs), mit ungeprüften alternativen Heilverfahren behandeln, bedeutet, ein nicht kalkulierbares Risiko einzugehen: Die Wahrscheinlichkeit, dass an den Beschwerden oder der Krankheit »vorbeibehandelt« und sie damit verschlimmert werden, ist hoch; zudem können wertvolle Zeit und Geld vertan werden, ehe letztlich doch eine effektive »schulmedizinische« Behandlung den gewünschten Erfolg zeitigt.
- Der Entscheidung, sich einer alternativmedizinischen Behandlung zuzuwenden, ist aus Sicht des Patienten dann eine gewisse Logik und Konsequenz nicht abzusprechen, wenn eine der beiden folgenden Bedingungen (oder beide) erfüllt sind: Entweder war die »schulmedizinische« Behandlung erfolglos – zumindest entsprach sie nicht den Erwartungen des Kranken –, oder der Patient ist so sehr »überzeugt« von einer alternativmedizinischen Vorgehensweise, dass sie für ihn im Sinne eines Placebos tatsächlich einen Nutzen hat.
- Was die oben genannten klassischen, wissenschaftlich geprüften Naturheilverfahren betrifft, so sind sie ausnahmslos nützlich und zu empfehlen, weil sie nachweislich für die Gesunderhaltung und die Gesundung von Krankheit einen Nutzen darstellen.

Abschließend möchte ich dem Leser einige Fragen ans Herz legen, die er für sich beantworten sollte, falls ihn gesundheitliche Beschwerden gleich welcher Art dazu bewegen, alternativmedizinische Hilfe in Anspruch nehmen zu wollen. Würden

Sie sich im Rahmen einer Flugreise einem Airbuspiloten anvertrauen, dessen einziger Ausweis seiner Fähigkeiten der erfolgreiche Abschluss einer Segelfliegerausbildung ist? Oder sich in Vermögensfragen von einem Bankangestellten beraten lassen, der die Zinseszinsrechnung nicht beherrscht? Würden Sie in ein Hochhaus einziehen, dessen Statiker seine Berechnungen auf spiritueller Grundlage angestellt hat?

Ich jedenfalls würde auf Rationalität, auf gesichertes Wissen und Erfahrung vertrauen, um mich nicht einer vermeidbaren Gefährdung auszusetzen.

KAPITEL 6

Patientensicherheit – UFOs im Bauch?

Sicherheit – ein Grundbedürfnis des Menschen, um sein Leben frei von unvertretbaren Risiken und Gefährdungen gestalten zu können. Um wie viel mehr gilt dies dann, wenn er sich als Patient den Händen eines Arztes oder einer Klinik anvertrauen muss. Auch wenn ihm nicht zugesichert werden kann, dass seine Behandlung erfolgreich verläuft, so hat er doch einen Anspruch darauf, dass sie unter sicheren Umständen stattzufinden hat. Das sollte eigentlich selbstverständlich sein, ist es aber mitnichten, wie der folgende Fall zeigt.

Der 71-jährige Walter S. wird wegen des Verdachts auf einen Schlaganfall auf eine neurologische Station aufgenommen. Zu seiner ambulanten Medikation gehören auch das Arzneimittel Methotrexat, das er einmal wöchentlich seiner Arthritis wegen erhält, sowie der täglich einzunehmende Betablocker Metohexal zur Blutdrucksenkung. Methotrexat ist ein nebenwirkungsreiches Zytostatikum, ein Hochrisikomedikament, das bei Tumoren und arthritischen Erkrankungen eingesetzt wird. Wohl aufgrund der ähnlich klingenden Namen beider Mittel kommt es zu einem Verordnungsfehler des noch wenig erfahrenen Stationsarztes, der beide Mittel miteinander verwechselt und im Kurvenblatt des Patienten vermerkt hat: 1 x täglich Methotrexat und 1 x wöchentlich Metohexal. Nach einigen Tagen verschlechtert sich der Zustand des Patienten: Er erbricht, leidet unter Fieber, Atemnot und Hautausschlägen – charakteristische Nebenwirkungen von Methotrexat, wenn mehr als die empfohlene Menge eingenommen wird. Konsiliarisch wird ein Internist hinzugezogen, der die Medikamentenverwechselung aufklärt. Unerkannt hätte sie den Tod des Patienten zur Folge haben können. Glücklicherweise erholt sich der Kranke und kann nach drei Wochen entlassen werden.

Ereignisse wie dieses, die gut vermeidbar und unerwünscht sind und als *Never Events* bezeichnet werden, kommen in allen medizinischen Fachgebieten vor und können zu schwerwiegenden Schäden bei den Patienten führen. Zu ihnen zählen etwa Seitenverwechselungen bei Operationen (z. B. Hüftgelenkersatz auf der falschen Seite) sowie nach Operationen im Körper des Patienten verbleibende Instrumente (Scheren, Klemmen, Operationstücher), aber auch Stürze behinderter oder gebrechlicher Patienten aus dem Bett mangels fehlender Bettgitter. Sie sind bis heute in Deutschland nicht meldepflichtig.

Was für Patientensicherheit zu tun ist

Zwar haben das Patientenrechtegesetz (PatRG, siehe auch folgendes Kapitel), das Versorgungsstärkungsgesetz (VSG) und andere Gesetze wichtige Grundlagen für mehr Patientensicherheit erarbeitet und in den Kliniken, zumal in den chirurgischen Fächern, dafür gesorgt, dass Maßnahmen zur Qualitätserhöhung ihrer Leistungen eingeführt wurden. Dennoch bestehen gerade auf dem Feld der Hygienepraxis und Infektionsprophylaxe gravierende Mängel: Jährlich erleiden 400 000 bis 600 000 Patienten Infektionen, ca. 7500 bis 15 000 Menschen versterben an ihnen. Bei den vermeidbaren 130 000 bis 200 000 im Krankenhaus erworbenenen (sogenannten nosokomialen) Infektionen pro Jahr liegt die Sterblichkeit bei 1000 bis 4000 Patienten. 2015 wurden von deutschen Kliniken 320 000 Sepsisfälle registriert. Deren Sterblichkeitsrate lag für Erwachsene bei 41 Prozent, für Kinder bei 17 Prozent. Im gleichen Jahr ließen Operateure 3000 Fremdkörper (Operationsbesteck, Tupfer u. a.) im Körper von Patienten zurück. Infolgedessen verstarben 600 bis 700 Personen.

Dabei ist Patientensicherheit ein vorrangiges Ziel der gesundheitlichen Versorgung in Deutschland und ein wichtiges Thema der europäischen Gesundheitspolitik. Bei allen Beteiligten in Gesundheitswesen, Politik und Ärzteschaft, bei den Krankenhäusern ebenso wie bei Krankenkassen, Patientenvertretungen und der Industrie besteht Einigkeit, dass Patientensicherheit ein Leitgedanke bei der Weiterentwicklung des Gesundheitswesens sein muss. Dieser Konsens ermöglicht es, gemeinschaftliche Ziele zu formulieren und notwendige Maßnahmen zu vereinbaren.

Das Thema Patientensicherheit geht zurück auf eine amerikanische Initiative (Institute of Medicine, 1999: »To Err is Human«), die auch in Deutschland zu einer Reihe schon genannter Maßnahmen und Gesetze führte. Auf Initiative der Selbstverwaltung und der Patientenvertretung – in Deutschland fallen Aufgaben und Maßnahmen der Patientensicherheit wesentlich in den Zuständigkeitsbereich der Selbstverwaltung und der Ärztekammern – kam es im Jahr 2005 zur Gründung des Aktionsbündnisses Patientensicherheit e. V. (APS), das von Anfang an sowohl ideell als auch finanziell durch das Bundesministerium für Gesundheit unterstützt wurde und wird. In diesem Bündnis sind alle in Deutschland im Bereich Patientensicherheit relevanten Akteure miteinander vernetzt und erarbeiten gemeinsam konkrete Handlungsempfehlungen zur Förderung von Patientensicherheit.

Gerade das APS, ein ehrenamtliches Netzwerk, hat enorm zur Aufwertung und Verbesserung einer Sicherheitskultur in der hiesigen Medizin beigetragen, niedergelegt in dem 500 Seiten umfassenden *APS-Weißbuch für Patientensicherheit*. Dabei geht es ihm weniger um das Aufspüren von individuell Schuldigen als vielmehr um Handlungsempfehlungen zur Förderung der Patientensicherheit im Sinne der Behebung systemischer Mängel aufseiten der Leistungserbringer: Zum Beispiel OP-Checklisten, Aktion »Saubere Hände«, Fehlermeldesysteme oder ein verpflichtendes Qualitätsmanagement in deutschen Krankenhäusern. Nach Angaben des APS verlaufen beispielsweise 90 bis 95 Prozent aller Krankenhausbehandlungen zwar ohne Zwischenfälle. Aber bei fünf bis zehn Prozent (das sind immerhin ein bis zwei Millionen Patienten) treten pro Jahr »unerwünschte Ereignisse« auf, von Druckgeschwüren über Fehldiagnosen bis hin zu schweren Infektionen, von denen bis zu 800 000 vermeidbar wären.

Zwei Patientengruppen verdienen während einer klinischen Behandlung bezüglich ihrer Sicherheit ein besonderes Augenmerk: psychiatrische Patienten und Tumorkranke. Beide haben ein gegenüber »Normalpatienten« erhebliches Suizidrisiko, dem nicht zuletzt auch in baulicher Hinsicht Rechnung zu tragen ist. Moderne Krankenhäuser sind vielfach Hochbauten, die es ermöglichen, dass sich verzweifelte oder depressive Kranke aus einer oberen Etage in suizidaler Absicht aus dem Fenster stürzen. Ebendazu kam es vor mehr als 20 Jahren in einem Berliner Krankenhaus: Über einen zehnjährigen Zeitraum stürzten sich 38 Patienten aus dem achten Stockwerk, nahezu alle mit tödlichem Ausgang. Möglich war dies deshalb, weil die Stationsfenster als Flügelfenster weit zu öffnen waren. Auf einen vor das Fenster gestellten Stuhl zu steigen, reichte aus, um aus dem Fenster zu springen. Zehn Jahre vergingen, ehe sich die Krankenhausleitung dazu entschloss, in einer aufwendigen Umbauaktion die Fenster der Stationen so zu sichern, dass ein Sprung aus dem Fenster nicht mehr möglich war, weil sie seitdem nur noch gekippt, jedoch nicht mehr weit geöffnet werden konnten.

Patientensicherheit bleibt ein Work in Progress. Trotz der mittlerweile gesetzlichen Qualitätsvorgaben, besonders auf dem Gebiet der Arzneimittelsicherheit, bestehen nach wie vor inakzeptable Mängel. Erfreulich ist, dass eine wachsende Zahl von Kliniken und Arztpraxen nicht allein Konzepte für mehr Patientensicherheit erarbeitet, sondern sie zum Wohl ihrer Patienten auch umsetzt.

Wie man sich vor Arzneimittelfälschungen schützt

Arzneimittelfälschungen stellen schon seit Langem eine ernsthafte Gefahr für die öffentliche Gesundheit in der EU dar. Dabei handelt es sich um Produkte, die bezüglich der Identität ihrer Inhaltsstoffe in betrügerisch-krimineller Absicht hergestellt und meist (zu 95 Prozent) über das Internet in Verkehr gebracht werden. Diese Pharmaka enthalten entweder keinen, einen falschen oder einen Wirkstoff in verdünnter (gestreckter) Menge. Die weitaus meisten Arzneimittelfälschungen werden im Fälschungs-Eldorado Asien (insbesonder Indien) produziert. Besonders betroffen sind Hormone, Cortisonpräparate, Antihistaminika und sogenannte Lifestylemedikamente wie Viagra. Indes sind und waren auch zahlreiche andere Medikamente betroffen, wie z. B. das Krebsmittel Herceptin italienischen Ursprungs, das 2014 in großem Umfang vertrieben wurde.

Dass Konsumenten gefälschter Arzneimittel erheblichen Gefahren ausgesetzt sind, liegt auf der Hand: Günstigstenfalls bleibt die erwartete Wirkung aus, oder es treten allergische Reaktionen auf. Aber auch Todesfälle sind dokumentiert: In Niger etwa starben 2500 von 50 000 Menschen, nachdem sie während einer Meningitis-Epidemie einen gefälschten Impfstoff erhalten hatten.

Die WHO warnt seit Jahrzehnten vor gefälschten Arzneimitteln; in der EU gilt seit 2015 eine EU-Fälschungsschutzrichtlinie (Richtlinie 2011/62/EU): Seit dem 9. Februar 2019 müssen die von dieser Richtlinie erfassten Humanarzneimittel mit zusätzlichen Sicherheitsmerkmalen wie der individuellen Serialisierungsnummer sowie einem Erstöffnungsschutz – einer Vorrichtung zum Erkennen möglicher Manipulation – versehen sein.

Meine Empfehlung an Patienten: Arzneimittel nicht im Internet, auch nicht bei lizensierten Versandapotheken, sondern in der Apotheke vor Ort erwerben. Die Medikamentenverpackung muss unbeschädigt sein und die Beschriftung einen ebenen (und nicht erhabenen) Druck aufweisen. Auch fehlende Verfallsdaten oder Chargennummern sind Hinweise darauf, dass es sich bei einem Medikament um eine Fälschung handeln könnte.

KAPITEL 7

Patientenrechte – nur auf dem Papier?

70 Prozent der Deutschen sind nicht oder nur rudimentär darüber informiert, welche Rechte ihnen als Patienten zustehen, die sie in ihrem ureigenen Interesse wahrnehmen können, so eine 2016 erschienene »Studie zu den Wirkungen des Patientenrechtegesetzes« des Berliner IGES-Instituts. Das hat unterschiedliche Gründe: Viele Patienten vertrauen ihrem Arzt bedingungslos. Und selbst diejenigen, die mehr oder weniger gut über ihre Rechte informiert sind, scheuen davor zurück, sie wahrzunehmen und gegebenenfalls auch durchzusetzen, weil ihre Erfolgsaussichten erfahrungsgemäß gering sind, sich die Verfahren lange hinziehen, mit hohen psychischen Belastungen und nicht zuletzt mit einer Krise im Vertrauensverhältnis zwischen Arzt und Patient verbunden sein können.

Für eine partnerschaftliche Beziehung – die mittlerweile vielfach geforderte »Augenhöhe« zwischen Patient und Arzt – reicht aber die ausgestreckte Hand des Arztes, den Patienten an Entscheidungsprozessen zu beteiligen, nicht aus. Vielmehr empfiehlt es sich, das von der Verfassung garantierte Selbstbestimmungsrecht aktiv in den Dialog mit dem Arzt bei der Entscheidung für oder gegen eine Behandlung einzubringen. Zumal dann, wenn es um einen Eingriff geht, der risikoreich ist, einen vergleichsweise geringen Nutzen hat oder in Konkurrenz zu einer alternativen Behandlung steht (z. B. Bestrahlung vs. Operation). In solchen Fällen seine Präferenzen zu artikulieren, ist für den Patienten zwar keine rechtliche, so doch eine moralische Verpflichtung. Denn nur so kann vermieden werden, dass der Heilauftrag des Arztes, dem Patientenwohl zu dienen, und die Selbstbestimmung des Patienten, über den eigenen Körper zu entscheiden, in einem Debakel enden: bei Haftungsfällen womöglich vor einer Schlichtungsstelle oder gar in einem Haftpflichtprozess vor Gericht.

Nicht wenige Patienten verzichten allerdings darauf, von ihrem Selbstbestimmungsrecht im Dialog mit dem Arzt Gebrauch zu machen. Sie vertrauen ihrem Arzt, der sie möglicherweise schon seit Jahrzehnten klug und empathisch begleitet, wie gesagt vorbehaltlos und halten damit an dem überkommenen paternalistischen Arztbild fest. Das erscheint auf den ersten Blick nicht mehr ganz zeitgemäß, ist aber legitim und respektabel, ganz abgesehen davon, dass auch der Verzicht auf Selbstbestimmung – aus dem schlussendlich Fremdbestimmung resultiert! – eine Option des Rechts auf Selbstbestimmung darstellt, allerdings unter Umständen mit Nachteilen, die für den Patienten daraus erwachsen können.

Verrechtlichung der Arzt-Patienten-Beziehung

Dass heute Patientenrechte – und damit auch die Verrechtlichung der Arzt-Patienten-Beziehung – zunehmend gesellschaftliches Interesse auf sich ziehen, ist einer Entwicklung geschuldet, die mit der Wende vom 19. zum 20. Jahrhundert begann, als eine allmähliche Professionalisierung des Ärztestandes und die sozialstaatliche Organisation der medizinischen Versorgung der Bevölkerung einsetzten. Beides führte zu einer schrittweisen Normierung der Arzt-Patienten-Beziehung, der ein ausgesprochener oder unausgesprochener Behandlungsvertrag zugrunde liegt und der mit gewissen ärztlichen Obliegenheiten (z. B. Aufklärung) und Ansprüchen des Patienten (z. B. Einsicht in seine Patientenakte) verbunden ist. Dies wurde umso dringlicher, als der stürmische medizinische Fortschritt während des 20. Jahrhunderts mit seinen vielfältigen Möglichkeiten und Risiken (!) ärztlicher Eingriffe und Entscheidungen sowie der damit einhergehenden Spezialisierung und Technisierung die strukturelle Asymmetrie der Beziehung zwischen Arzt und Patient weiter vertiefte. Auf diesem Hintergrund entstand in den 1950er-Jahren eine von amerikanischen Kliniken ausgehende »Patientenrechtsbewegung«. Deren Kernbotschaft, die seit Langem auch Eingang in die Ärztliche Berufsordnung in Deutschland gefunden hat, lautet: Ärztlicher Paternalismus (in Reinform), im Sinne der väterlich-fürsorglichen Entmündigung des Patienten, ist weder zeitgemäß noch rechtlich vertretbar. Er ist durch das Prinzip des informierten Einverständnisses *(informed consent)* zu ersetzen. Mit anderen Worten: Auf Grundlage des Persönlichkeits- und Selbstbestimmungsrechts des Patienten dürfen ärztliche Maßnahmen gleich welcher Art nur dann erfolgen, wenn nach angemessener Information und Aufklärung des Patienten dieser seine Zustimmung erteilt hat.

Patientenrechtegesetz

Die in Deutschland über Jahrzehnte geführte Debatte um eine Stärkung der Patientenrechte mündete am 20. Februar 2013 in das »Gesetz zur Verbesserung der Rechte von Patientinnen und Patienten« (BGBlatt I, 277), bekannt als Patientenrechtegesetz

(PatRG). Es sollte die unerlässliche *Transparenz und Rechtssicherheit* schaffen, um Patienten und Behandler, insbesondere Ärzte, auf Augenhöhe zu bringen und sie im Sinne einer verbesserten Gesundheitsversorgung zu schützen und auch stärker zu unterstützen. Konkret ging es darum, Leistungsbewilligungsverfahren durch die Krankenkassen abzukürzen, ärztliche Dokumentationspflichten und Behandlungsfehler offenzulegen, das Einsichtsrecht der Patienten in die Behandlungsunterlagen festzuschreiben und die Selbstbestimmungsaufklärung des Patienten durch den Arzt zu sichern. Letztlich war es das Ziel des PatRG, dem gesamten Behandlungs- und Arzthaftungsrecht einen kodifizierten Rahmen zu geben, wie es im BGB §§ 630a–h nun niedergelegt ist. Das Patientenrechtegesetz in Deutschland, das wie gesagt am 20. Februar 2013 in Kraft trat, fasst die Rechte von Patienten zusammen und verbessert deren Verfahrensrechte bei Behandlungsfehlern. Es stärkt die Patientenbeteiligung und -information und konkretisiert die Rechte im Verhältnis zu den Behandelnden. Zu den wesentlichen Aspekten gehören die Informationspflicht des Arztes, die Dokumentation der Behandlung und das Einsichtsrecht in die Patientenakte.

Dennoch verfängt das Gesetz nur ansatzweise aufseiten der Patienten. Mehrere empirische Untersuchungen drei Jahre nach seinem Inkrafttreten belegten, dass 70 Prozent der Patienten und 32 Prozent der Ärzte das PatRG nicht kannten. Patientenseitig wurden unzureichende Information und Aufklärung durch die Ärzte beklagt sowie ein Mangel an Unterstützung durch die Krankenkassen bei Behandlungsfehlern. Generell erwiesen sich Patienten in der Wahrnehmung ihrer Rechte als zurückhaltend, da sie Nachteile befürchteten. Auch Patientenorganisationen übten teils scharfe Kritik am PatRG, besonders daran, dass die Beweislast für einen Behandlungsfehler grundsätzlich beim Patienten verbleibt.

Aufseiten der Ärzte wird das PatRG als Belastung empfunden. Es führe zu einer »Überregulierung« des Arzt-Patienten-Verhältnisses, so der Vorwurf, mit der Folge, dass das Vertrauen zwischen Arzt und Patient schwinde und die Therapiefreiheit eingeengt werde. Eine Steigerung der Rechtssicherheit durch das PatRG wird von einer Mehrheit der Ärzte ebenso angezweifelt wie ein Mehr an Behandlungstransparenz. Insbesondere Letztere scheut die Ärzteschaft, weil sie dazu neigt, eigenes Fehlverhalten, das keineswegs selten ist, zu vertuschen und zu verschweigen, um sich selbst zu schützen. Dass mittlerweile das Vorkommen von Behandlungsfehlern auf freiwilliger Basis (!) dokumentiert und ausgewertet wird (CIRS = *Critical Incidence Reporting System*), ist zwar lobenswert, aber keineswegs ausreichend.

Was Sie als Patient tun können, um Ihre Rechte als Patient wahrzunehmen, insbesondere dann, wenn Sie einen Behandlungsfehler vermuten oder ein solcher gar sichergestellt ist, erfahren Sie am Ende des folgenden Kapitels.

KAPITEL 8

Behandlungsfehler

Ärztliches Handeln unterliegt grundsätzlich drei Voraussetzungen, um rechtmäßig zu sein. Erstens fordert jede Art der Behandlung eine sachliche Rechtfertigung (Indikation); zweitens muss der Arzt das Einverständnis seines aufgeklärten Patienten einholen *(informed consent)*; und drittens muss die Behandlung *lege artis* erfolgen, das heißt, sie muss den fachlichen Regeln entsprechen. Zu diesen gehört auch die Behandlung nach Facharztstandard, auf den jeder Patient gesetzlichen Anspruch hat. Sind diese Bedingungen nicht erfüllt, so ist der Arzt zum Ersatz eines daraus entstehenden möglichen Schadens verpflichtet. »Behandlungsfehler und ärztliche Eigenmacht stellen die zwei wesentlichen haftungsbegründenden Verhaltensweisen dar«, so das *Handbuch zum Arztrecht* von Laufs/Katzenmeier/Lipp.

Den lange Zeit geltenden Begriff des »Kunstfehlers« hat man seiner Uneindeutigkeit wegen verlassen; angebrachter Terminus ist heute der des »ärztlichen Behandlungsfehlers«. Ein solcher liegt dann vor, wenn der Arzt sich dem Standard der Medizin nach unsachgemäß verhält, was sowohl ein Tun wie ein Unterlassen umfassen kann, also etwa die Vornahme einer nicht indizierten Behandlung oder umgekehrt die Nichtvornahme einer indizierten Behandlung. Unter dem Standard der Medizin versteht man dabei den jeweiligen biomedizinischen Erkenntnisstand sowie die ärztliche Erfahrung, die zur Erreichung des ärztlichen Behandlungsziels erforderlich ist. »Es ist also die Trias von wissenschaftlicher Erkenntnis, ärztlicher Erfahrung und professioneller Akzeptanz, die zum Standard führt«, so das bereits genannte Handbuch zum Arztrecht. Für zahlreiche ärztliche Vorgehens- und Behandlungsweisen existieren heute Standards, die in von den Fachgesellschaften erarbeiteten Leitlinien formuliert und immer wieder überarbeitet werden.

Behandlungsfehler können unterschiedliche Schweregrade haben, wobei die Übergänge durchaus fließend sind: Ein einfacher Behandlungsfehler liegt beispielsweise vor, wenn ein Röntgenbild falsch interpretiert wird und deshalb Folgeuntersuchungen unterlassen werden; oder etwa dann, wenn eine Behandlung verspätet beginnt. Ein Behandlungsfehler ist nach der Rechtsprechung des Bundesgerichtshofs (BGH) dann als »grob« zu bewerten, wenn ein medizinisches Fehlverhalten vorliegt, »das aus objektiver ärztlicher Sicht bei Anlegung des für einen Arzt geltenden Ausbildungs- und Wissensmaßstabs nicht mehr verständlich und verantwortbar erscheint, weil ein solcher Fehler dem behandelnden Arzt *schlechterdings nicht unterlaufen darf*«. Ein Beispiel hierfür ist die Unterlassung einer Krankenhauseinweisung trotz der Diagnose eines frischen Herzinfarktes oder die schon erwähnte Seitenverwechselung im Rahmen einer Hüftgelenksoperation.

Dem Patienten obliegt es allerdings nachzuweisen, dass erstens ein Behandlungsfehler passiert ist, zweitens dass der beklagte Arzt diesen Fehler zu verantworten hat, drittens dass er selbst einen Schaden erlitten hat und dass viertens gerade dieser Fehler Ursache für den erlittenen Schaden war.

Der Medizinische Dienst des Spitzenverbandes der gesetzlichen Krankenversicherung (MDS) berichtet, er habe im Jahr 2023 insgesamt 12 438 Fälle von vermuteten Arztfehlern begutachtet, darunter 151 *Never Events*, die nahezu immer mit einem folgenschweren groben Behandlungsfehler gleichzusetzen sind und nicht selten tödlich enden. Sie gelten als vermeidbar, weil ihnen überaus häufig systemische Sicherheitsmängel zugrunde liegen, die über verbesserte Prozesse vermieden werden können. *Never Events* sind bis heute in Deutschland nicht meldepflichtig, wofür sich der MDS nachdrücklich einsetzt.

In jedem vierten der 12 438 Fälle von vermuteten Arztfehlern lag laut MDS ein nachweisbarer Behandlungsfehler mit Schaden vor. »Dabei zeigen unsere Begutachtungszahlen nur einen kleinen Ausschnitt des tatsächlichen Geschehens.« Die Dunkelziffer liege deutlich höher, denn nur etwa drei Prozent aller Schadensfälle würden nachverfolgt. »Fachleute gehen davon aus, dass es in etwa einem Prozent allein aller stationären Behandlungen zu Fehlern und vermeidbaren Schäden kommt. Demnach sind jährlich ca. 168 000 der insgesamt etwa 17 Millionen stationär behandelten Patienten von ihnen betroffen. Experten nehmen an, dass es jährlich zu ca. 17 000 fehlerbedingten, vermeidbaren Todesfällen kommt«, so der MDS.

Gemäß der Vielfalt der Krankheitserscheinungen, der Diagnosen und Vorgehensweisen bei der Behandlung von Patienten sind unübersehbar zahlreiche Konstellationen denkbar, die die Frage nach Arztpflichten, Patientenrechten sowie Behandlungsfehlern aufwerfen. Um dem Leser ihre Bandbreite zu veranschaulichen, greife ich auf Fallbeispiele aus meiner klinischen Praxis zurück. Mehrere von ihnen bedurften einer gerichtlichen Klärung.

Fallbeispiel 1: Grober Behandlungsfehler

Das folgende Fallbeispiel eines groben Behandlungsfehlers hatten zwei Ärzte der von mir geleiteten Rettungsstelle des Urban-

Krankenhauses zu verantworten. Der Fall wurde von der Presse aufgegriffen, weil es um den Vorwurf der fahrlässigen Tötung eines Prominenten ging, des ehemaligen Ordinarius für Psychiatrie an der Berliner Charité Professor Helmut Kulawik, der namentlich genannt wurde.

Professor Kulawik hatte sich auf Drängen seiner Ehefrau am 8. Dezember 1992 gegen 23 Uhr in der Rettungsstelle der Klinik nach der Einnahme einer hohen Dosis Lepinal® (die 20-fache Tagesdosis des Barbiturats) in suizidaler Absicht vorgestellt; erst vier Tage zuvor war er von der geschlossenen Station nach einem gescheiterten Suizidversuch entlassen worden und befand sich seitdem in ambulanter Behandlung bei dem Direktor der Klinik für Psychiatrie. Bei der erneuten Aufnahme war er gesprächsfähig, jedoch verlangsamt und erklärte, eine Enttäuschung erlebt zu haben, mit der er nicht leben könne: Er sei bei der Neubesetzung des psychiatrischen Ordinariats der Charité wohl seiner DDR-Berufsbiographie wegen nicht berücksichtigt worden.

Der diensthabende Internist ließ den Blutspiegel des Suizidmittels bestimmen; er lag eindeutig im toxischen Bereich. Weil bis auf eine gewisse mentale Verlangsamung die Vitalzeichen (Blutdruck, Puls und Atmung) des Patienten nicht auffällig waren, übergab ihn der Internist dem hinzugezogenen diensthabenden Psychiater mit der Auflage, die Vitalzeichen (Bewusstsein, Puls, Blutdruck) des Patienten stündlich zu kontrollieren. Ob dies geschah, ist laut Patientenakte fraglich. Tatsache ist, dass der Patient am frühen Morgen wiederbelebungspflichtig war. Das alarmierte Reanimationsteam übernahm den Patienten und wies ihn in die Intensivstation ein. Zwar waren Kreislauf und Atmung des Patienten wiederhergestellt, doch sein Bewusstsein erlangte er nicht wieder zurück; er verblieb dauerhaft im Wachkoma und starb nach vier Monaten an einer Lungenentzündung.

Mit an Sicherheit grenzender Wahrscheinlichkeit hätte der Tod des Patienten verhindert werden können, so das zutreffende Urteil des Gutachters im Prozess gegen die beiden Ärzte, den die Ehefrau des Verstorbenen in einem Zivilprozess angestrengt hatte. Der Internist hatte einen groben Behandlungsfehler zu verantworten: Er hatte es unterlassen, den Patienten sofort auf die Intensivstation zur Überwachung und Hämodialyse (Nierenwäsche) zu verlegen, was rasch zur Entfernung des Suizidmittels geführt und den Patienten hätte überleben lassen. Letztlich zahlte die Versicherung der Klinik an die Ehefrau ein Schmerzensgeld von 168 000 Euro. Ein eingeleiteter Strafprozess gegen die beiden Ärzte wurde gegen Geldauflagen eingestellt.

Fallbeispiel 2: Dokumentationspflicht

Eine 88-jährige alleinstehende, gebrechliche, in ihrer Wohnung von einem Pflegedienst täglich mehrfach betreute Diabetikerin wird auf dessen Veranlassung von ihrem Hausarzt mit dem Verdacht auf eine Unterschenkelvenenthrombose in die Rettungsstelle eingewiesen. Sie wird auf die Aufnahmestation verlegt, da die notwendige Ultraschalluntersuchung und die Laborwerte wegen hohen Patientenaufkommens einige Stunden auf sich warten lassen. Die Untersuchung bestätigt den hausärztlichen Verdacht nicht, die Patientin wird nach Hause zurückverlegt. Ihr Pflegedienst kann zu Recht davon ausgehen, dass er vom Krankenhaus über den Zeitpunkt der Rückkehr der Patientin in ihre Wohnung informiert wird. Eine Woche nach Rückkehr der Patientin wird sie dort vom Pflegedienst tot aufgefunden. In der berechtigten Annahme, die Patientin sei noch in stationärer Behandlung, hat der Pflegedienst sie zwischenzeitlich nicht aufgesucht. Eine weit entfernt wohnende Nichte der Patientin strengt daraufhin einen Prozess gegen das Krankenhaus an.

Die Stationsleitung der Aufnahmestation behauptete, die Pflegedienstleitung vom Zeitpunkt der Rückkehr der Patientin telefonisch informiert zu haben, der Pflegedienst behauptete das Gegenteil. Die Ermittlungen konnten nicht klären, was zutreffend war: Es stand Aussage gegen Aussage. Letztlich entscheidend war jedoch die Tatsache, dass in der Krankenakte der Patientin die Information, dass der Pflegedienst informiert worden sei, nicht dokumentiert war. Ein unentschuldbares Versäumnis des Krankenhauses, weswegen das Gericht der Nichte der Verstorbenen 2500 Euro Schadensersatz zusprach.

Fallbeispiel 3: Einsichtsrecht des Patienten in Behandlungsunterlagen

Eine 56-jährige Patientin mit einer fortgeschrittenen Tumorerkrankung verlangt von ihrem Onkologen Einsicht in sämtliche Original-Behandlungsunterlagen zu ihrer Erkrankung. Der Arzt lehnt dies ab mit der Begründung, dass dadurch seiner Auffassung nach ihre weitere Behandlung mit hoher Wahrscheinlichkeit Schaden nehmen würde. Die Patientin beauftragt einen Rechtsanwalt, um ihr Recht auf informationelle Selbstbestimmung durchzusetzen. Der Anwalt weist den Onkologen darauf hin, dass er nach § 630 BGB sowie nach § 10 Abs. 2 der Musterberufsordnung für Ärzte verpflichtet sei, der Forderung der Patientin nachzugeben, weil in ihrem Fall keine gravierenden Gründe dagegen sprächen. (Die Einsichtnahme zu versagen, sei nur in Ausnahmefällen möglich.)

Der Arzt beruft sich auf das sogenannte therapeutische Privileg. Dies wird indes von der Rechtsprechung negiert. Nach Auffassung der höchstrichterlichen Rechtsprechung ist vom Arzt im Zweifel auch bei einem unheilbar Kranken die Diagnose bekannt zu geben, selbst wenn dies die Situation des Patienten verschlechtern kann. Nach jüngerer Rechtsprechung muss der Arzt seinem Patienten nicht nur Einsichtsrecht in seine Behandlungsakte gewähren; darüber hinaus ist er verpflichtet, auf Verlangen des Patienten ihm eine unentgeltliche Kopie der Behandlungsakte auszuhändigen. Sein Verlangen begründen muss der Patient nicht.

Fallbeispiel 4: Aufhebung der Schweigepflicht

Ein 86-jähriger Patient wird wegen eines Schlaganfalls stationär auf der Inneren Abteilung unserer Klinik behandelt. Es besteht eine Halbseitenlähmung der linken Körperhälfte, die sich im Laufe einer dreiwöchigen physiotherapeutischen und krankengymnastischen Behandlung zwar zurückbildet, es bleiben indes eine deutliche Funktionseinschränkung der linken Körperseite sowie eine Verlangsamung seiner sämtlichen Bewegungsabläufe. Während eines von mir mit ihm geführten Gesprächs äußert er, dass er begeisterter Autofahrer sei und sich darauf freue, bald wieder am Steuer zu sitzen. Mehrfach versuche ich gemeinsam mit seinen Angehörigen ihn davon zu überzeugen, dass er, jedenfalls derzeit, eine Gefährdung seiner selbst und anderer Verkehrsteilnehmer darstelle, und rate ihm dringend davon ab, ein Fahrzeug zu führen. Aber er will meinem Rat und dem seiner Familie keinesfalls folgen, weil er sich selbst für fahrtüchtig hält. Ich teile ihm mit, dass ich dann meine ärztliche Schweigepflicht nicht einzuhalten gedächte, weil hier ein höherwertiges Rechtsgut als seine Selbstbestimmung zur Debatte stehe, und das Gesundheitsamt von seinem Vorhaben informieren würde. Dazu kommt es tatsächlich, und es wird letztlich nach einer erneuten amtsärztlichen Untersuchung des Patienten, die ihm die Unfähigkeit, ein Fahrzeug zu führen, attestiert, von der Fahrerlaubnisbehörde ein Fahrverbot gegen den Patienten verhängt.

Fallbeispiel 5: Selbstbestimmung

Die 48-jährige Frau S. erleidet beim Treppensteigen erstmals eine plötzliche, kurz dauernde Bewusstlosigkeit und wird auf Veranlassung ihrer Freundin vom Rettungsdienst in unsere Klinik eingeliefert. Sie hat eine Kopfprellung, gibt mir jedoch geordnet Auskunft und berichtet über eine seit vielen Jahren bekannte, unbehandelte Anämie. Eine Blutabnahme ergibt einen Hämoglobinwert (Blutfarbstoffgehalt) von 3,8 g/dl, was etwa einem Viertel der Sauerstoffträger einer gesunden Frau ihres Alters entspricht. Damit ist die Ursache des Kollapses der Patientin zweifelsfrei geklärt und eine eindeutige stationäre Aufnahmeindikation gegeben. Doch die Patientin lehnt eine Klinikaufnahme rigoros ab. Trotz eingehender Aufklärung über die Risiken einer Entlassung bleibt Frau S. bei ihrem Entschluss, von dem sie auch ihre anwesende Freundin nicht abbringen kann. Ein von mir hinzugezogener Psychiater bestätigt die Einsichts- und Einwilligungsfähigkeit der Patientin. Ich bin gezwungen, sie »auf eigenen Wunsch« und gegen dringenden ärztlichen Rat zu entlassen.

Eine Woche später wird sie Opfer eines schweren Verkehrsunfalls, erneut war sie auf der Straße zusammengebrochen. Ich bin schockiert; tagelang quält mich die Frage, ob mein Psychiaterkollege und ich nicht doch die Patientin hätten in der Klinik halten müssen. Glücklicherweise überlebt sie. Doch wie auch immer man ihre ursprüngliche Entscheidung bewerten mag – sie war selbstbestimmt und rechtlich unanfechtbar. Man könnte auch sagen: Der »Behandlungsfehler«, ihre selbstverfügte Entlassung gegen dringenden ärztlichen Rat, lag hier ganz allein aufseiten der Patientin!

Fallbeispiel 6: Aufklärung und Einwilligung

Einem 68-jährigen türkischen Patienten mit einer koronaren Herzerkrankung wird dringend empfohlen, einer Herzkatheteruntersuchung zuzustimmen. Der Patient ist der deutschen Sprache nur bruchstückhaft mächtig, weswegen ein Dolmetscher hinzugezogen wird. Der Patient wird mündlich vom untersuchenden Arzt über die umfangreichen, jedoch insgesamt seltenen Komplikationen, zu denen auch Embolien gehören, rechtskonform aufgeklärt und unterschreibt anschließend den Aufklärungsbogen. Während der Katheteruntersuchung erleidet der Patient eine Zentralarterienembolie des rechten Auges, auf dem er dauerhaft erblindet. Zwar ist der Patient auch über die Komplikation einer Embolie (die jedes Organ treffen kann) aufgeklärt, nicht aber speziell über eine Embolie der Augenarterie. Es schließt sich ein langwieriger Rechtsstreit zwischen ihm und dem untersuchenden Arzt bzw. der Klinik an, weil der Patient behauptet, auf diese Komplikation nicht ausdrücklich hingewiesen worden zu sein. Er hätte andernfalls der Herzkatheteruntersuchung nicht zugestimmt. Gleichwohl der Arzt also seiner Aufklärungspflicht in vollem Umfang nachkam, spricht das Gericht dem Patienten letztlich ein Schmerzensgeld von 15 000 Euro zu mit der Begründung, dass trotz der Anwesenheit eines Übersetzers der Patient sich der Tragweite der Komplikation einer Embolie nicht hinreichend bewusst gewesen und ein lebenslanger schwerer gesundheitlicher Schaden eingetreten sei.

Fallbeispiel 7: Vernachlässigung der Aufsichtspflicht

Ein alleinstehender 68-jähriger schwer alkoholkranker, bettlägeriger Mann wird seit Monaten in einem Pflegeheim der Arbeiterwohlfahrt versorgt. Eines Morgens reagiert er nicht mehr auf Ansprache, weswegen das Pflegeheim ihn nach Rücksprache mit dem Heimarzt in die von mir geleitete Rettungsstelle einweist. Der Patient ist nicht in der Lage zu sprechen, hat hohes Fieber, eine erhöhte Atemfrequenz und einen ungewöhnlich niedrigen Blutdruck. Seine Laborwerte weisen extrem erhöhte Entzündungswerte auf. Bei der körperlichen Untersuchung findet sich in der linken Leiste ein durchgebrochener jauchig-eitriger Abszess, der die Ursache seiner Symptome, die auf eine abszessbedingte Sepsis (Blutvergiftung) zurückzuführen sind, darstellt. Trotz sofort eingeleiteter Infusionstherapie, der Gabe kreislaufstabilisierender Medikamente und Antibiotika verstirbt der Patient drei Tage später. Die Rücksprache mit dem Pflegeheim ergibt, der Mann sei »schwierig« gewesen und habe sich nur ungern pflegen lassen; deswegen habe man sich ihm gegenüber eher zurückgehalten. Weil mir das nicht akzeptabel erscheint, erstatte ich Anzeige gegen das Heim und den Heimarzt wegen Verletzung der Aufsichtspflicht und unterlassener Hilfeleistung mit Todesfolge. Es folgt ein Gerichtsprozess, in dessen Verlauf ein Gutachter zu dem Schluss kommt, ein schuldhaftes Versagen von Heimarzt und Heim sei nicht zweifelsfrei nachzuweisen. Der Prozess endet (nach vier Jahren!) dennoch mit der Verurteilung der Wohnbereichsleiterin des Heimes zu einer Geldstrafe von 15 Tagessätzen à 50 Euro (eine aus meiner Sicht mehr als gnädige Strafe).

Fazit

Ein Patient – von »Selbstoptimierern« einmal abgesehen – ist ein Mensch, der leidet, sich ängstigt und zugleich auf Gesundung hofft. Er ist angewiesen und abhängig von ärztlicher Kompetenz und Empathie. Er ist kein souveräner Kunde, der ein Recht auf Gewährleistung, Garantie oder Umtausch hat. Zwar ist der Kranke formalrechtlich souveräner Entscheider, indes ist seine Souveränität mangels Fachkompetenz sowie krankheits- und leidensbedingter Beeinträchtigungen faktisch eingeschränkt und fragil. Mag der Heilung oder Symptomlinderung suchende Patient von seinem Arzt auch noch so gut informiert und aufgeklärt sein, so muss der Hilfe suchende Kranke doch der Erfahrung, dem Wissen und den Fertigkeiten seines Arztes *vertrauen*. Gerade weil der Arzt in diesem Vertrauensverhältnis der Überlegene ist und bleibt, hat er die Pflicht, sich seinem Patienten offen und empathisch zuzuwenden und seinen Selbstschutz hintanzustellen.

Zum Schutz des Patienten ist die rechtliche Kontrolle des Arzt-Patienten-Verhältnisses unverzichtbar. Diesem Anspruch genügt das Patientenrechtegesetz wie oben erwähnt indes nur in Ansätzen. Das PatRG kodifiziert nach wie vor allein den Stand der Rechtsprechung und ist durch Richterrecht, das heißt durch die bestehenden Gesetze im Zivil- und Strafrecht, individuell interpretationsbedürftig. Wenn das PatRG sein Hauptanliegen, die Stärkung der Autonomie und Rechte der Patienten, tatsächlich einlösen will, bedarf es dringend einer Überarbeitung bzw. Fortentwicklung. Nicht weniger wichtig allerdings scheint mir eine Erneuerung des Selbstverständnisses (großer Teile) der Ärzteschaft.

Was ich einem Patienten empfehle, der mit seiner Behandlung unzufrieden ist oder einen Behandlungsfehler vermutet

- *Arztgespräch*: Wenden Sie sich zunächst an Ihren behandelnden Arzt. Tragen Sie ihm in unaufgeregter (!) Weise vor, warum Sie sich nicht gut behandelt fühlen, und bitten Sie ihn, dazu Stellung zu nehmen. Dem wird er sich nach aller Regel nicht verschließen.
- *Patientenfürsprecher*: Falls Sie sich einer Krankenhausbehandlung unterziehen und das Arztgespräch Ihre Erwartung nicht erfüllte, wenden Sie sich an den Patientenfürsprecher; er berät, vermittelt und trägt gegebenenfalls Ihr Anliegen an die Klinikleitung weiter.
- *Beschwerde*: Wenn dies alles für Sie unbefriedigend bleibt, rate ich zu einer schriftlichen Beschwerde, gerichtet an den für Sie zuständigen Chefarzt. Es ist ein Irrtum zu glauben, dass eine schriftliche Beschwerde nicht zur Kenntnis genommen wird oder im Sande verläuft! (Ich selbst habe als Leitender Arzt der Rettungsstelle einen erheblichen Teil meiner Zeit damit verbracht, Patientenbeschwerden schriftlich zu beantworten.)
- *Unabhängige Patientenberatung Deutschland (UPD)*: Sie handelt in gesetzlichem Auftrag und berät Bürger in gesundheitlichen und gesundheitsrechtlichen Fragen, unabhängig von ihrem Versichertenstatus, kostenfrei und auf Wunsch im persönlichen Gespräch (Internetadressen auch von anderen Anbietern im Anhang).
- *Schlichtungsstelle für Arzthaftungsfragen*: Sie ist bei der Berliner Ärztekammer angesiedelt und bietet eine außergericht-

liche Möglichkeit der Klärung von Arzthaftungsfragen bei strittigen Behandlungsfehlern und ermöglicht allen Beteiligten eine objektive, kompetente und den aktuellen ärztlichen und rechtlichen Standards entsprechende Streitbeilegung.

- *Rechtsanwalt*: Letztlich können Sie sich auch an einen im Medizinrecht erfahrenen Rechtsanwalt wenden. Sogenannte Arzthaftungsprozesse erstrecken sich meist über einen langen Zeitraum, sind kostenintensiv und garantieren keineswegs, dass der Kläger »zu seinem Recht kommt«.

KAPITEL 9

Überversorgung – im Zweifel Aktionismus

»Weniger ist oft mehr.« Dieser Slogan trifft auf ein immer wieder thematisiertes Problem im medizinischen Alltag zu: Überversorgung.

Als Überversorgung werden in der Medizin Leistungen diagnostischer und therapeutischer Art bezeichnet, die nicht zielführend sind; das heißt, dass sie weder die Lebensqualität noch die Lebensdauer der Patienten erhöhen. Der Sachverständigenrat zur Begutachtung der Entwicklung im Gesundheitswesen definiert Überversorgung als »eine Versorgung über die Bedarfsdeckung hinaus, d. h. eine Versorgung mit nicht indizierten Leistungen oder mit Leistungen ohne hinreichend gesicherten Netto-Nutzen«. Dazu kommt, dass Überversorgung potenziell mehr Schaden als Nutzen anrichtet. Überflüssige Untersuchungen, Operationen und Therapien können zu Verunsicherung, Komplikationen und Folgeeingriffen führen. Zudem binden sie medizinisches Personal und Ressourcen. Wären Patienten besser informiert, würden sie solche diagnostischen oder therapeutischen Maßnahmen sehr wahrscheinlich ablehnen.

Unzweifelhaft und seit Langem bekannt ist, dass im Gesundheitswesen aller westlichen Länder, so auch in Deutschland, medizinische *Über-* wie *Unter*versorgung nebeneinander existieren. Anders gesagt: Die Versorgung ist nicht bedarfsgerecht. Weltweit ist ungefähr ein Drittel aller Patienten – so mehrere Studien und OECD-Daten – medizinischen Maßnahmen ausgesetzt, die vermutlich unnötig, unwirksam sind oder gar schaden, und zwar auf Kosten von Unterversorgung unendlich vieler Menschen.

Die wichtigsten Treiber für Überversorgung

Überversorgung hat vielschichtige und komplexe Gründe:

- Unbestritten ist, dass es im stationären Bereich Überkapazitäten gibt. Um wirtschaftlich überleben zu können, sehen sich viele Kliniken gezwungen, diese durch die Ausweitung ihres Leistungsangebots auszulasten – auch wenn dies mitunter zu medizinisch fragwürdigen Behandlungen führt.
- Im ambulanten Bereich wird Überversorgung auch durch eine räumlich ungleiche ärztliche, insbesondere fachärztliche Versorgung in Ballungsgebieten getriggert, die in den Städten zu vermehrten Leistungsangeboten führt und Unterversorgung in ländlichen Gebieten zur Folge hat. Dazu kommt, dass das Unterlassen ärztlicher Leistungen eher zu juristischen Konsequenzen führt, hingegen Überdiagnostik und -therapie kaum jemals sanktioniert werden, weil sie nur schwerlich nachzuweisen sind.
- Die mengenbezogene Vergütung ärztlicher – insbesondere technischer – Einzelleistungen wie EKG oder Sonographie sowie die Abrechnung über Fallpauschalen schaffen Anreize, auch medizinisch nicht indizierte Leistungen zu erbringen. Auch dass in Deutschland fachärztliche Leistungen sowohl

im Krankenhaus als auch im niedergelassenen Bereich angeboten werden – die sogenannte doppelte Facharztschiene, die es nur hierzulande gibt –, zeugt von unklaren Zuständigkeiten und ineffizienter Ressourcennutzung. Häufige Doppelbehandlungen sind die Folge – und fördern eine strukturelle Überversorgung.

- Biomedizinische und technologische Innovationen »verführen« dazu, die Definition von Krankheit auszuweiten, d. h. einen vormals als »gesund« definierten Zustand zu pathologisieren. Das betrifft – unter erheblichem Einfluss der Pharmaindustrie – die Medikalisierung weiter Teile der Gesellschaft, besonders auf dem Feld »psychischer Störungen«.
- In einer Befragung der Deutschen Gesellschaft für Innere Medizin (DGIM) gaben 49 Prozent der ambulant tätigen Ärzte an, von unnötigen diagnostischen und therapeutischen Maßnahmen Gebrauch zu machen, um zusätzliche Honorare zu generieren. 42 Prozent bejahten, dass sie mangels ausreichender Gesprächszeit für ihre Patienten auch auf (technische) Überdiagnostik und Therapie zurückgriffen.
- Nicht zu unterschätzen sind die Erwartungshaltung und der Druck, den manche, oftmals (über-)ängstliche, Patienten auf ihren Arzt ausüben, die von ihm eine umfassende diagnostische Abklärung ihres Beschwerdebildes verlangen. Zudem konfrontieren Patienten ihren Arzt immer häufiger mit einer von ihnen selbst gestellten und im Internet gegoogelten Diagnose, die jetzt vom Arzt »gerätetechnisch« (Röntgen, MRT, Labor etc.) zu bestätigen oder zu erhärten sei. Vielfach geben Ärzte diesem Verlangen nach und greifen wider besseres Wissen zu nicht erforderlichen Behandlungsmaßnahmen aus Angst, ihren Patienten zu verlieren, oder es könnten bei der Ablehnung einer gewünschten Behandlung gar rechtliche Schritte gegen sie eingeleitet werden.

- Auch die Furcht mancher Patienten, zum Opfer von Rationierung und damit unterversorgt zu werden, kann zu Überversorgung beitragen.
- Nicht zuletzt hat Überversorgung eine ihrer Ursachen darin, dass die Medizin sich als »Handlungswissenschaft« versteht. Sowohl große Teile der Ärzteschaft als auch der Patienten gehen daher davon aus, dass sie *aktiv*, das heißt zügig und mit allen ihr zur Verfügung stehenden Mitteln die Diagnostik und Therapie eines Krankheitsbildes vorantreibt, indem sie konkret handelt, also etwas »tut«. *Passivität* hingegen, im Sinne von Abwarten, hat einen schlechten Ruf.

Abwarten als beste Medizin

Allerdings ist nichts zu tun keineswegs gleichzusetzen mit Nichtbehandeln. Unter diagnostischen Gesichtspunkten bedeutet es vielmehr, eine abwartende Haltung, besser noch die des abwartenden Beobachtens *(watchful waiting)* einzunehmen. Darauf sollten sich Arzt und Patient im Sinne einer partizipativen Entscheidungsfindung gegebenenfalls einigen können, so schwer es auch fallen mag. Vielen Ärzten aber ist eine abwartende Vorgehensweise nicht »geheuer«, oder sie lehnen sie aus den oben genannten Gründen grundsätzlich ab. Solches Vorgehen trägt die »Diagnose« *Defensivmedizin* – ein Armutszeugnis für jeden Arzt.

Patienten reagieren auf »Abwarten« bzw. »Nichtstun« durchaus unterschiedlich: Manche – sie sind eher die Minderheit – sind erleichtert, weil sie aus dem Nichtstun des Arztes schließen, »dann kann es ja wohl nicht so schlimm um mich stehen«. Die Mehrzahl jedoch wünscht oder fordert gar, dass der Arzt »etwas machen« solle – eine Blutabnahme, ein Röntgenbild oder eine Sonographie etwa –, so nicht allein meine Erfahrung.

Abzuwarten, auch als eine Behandlungsmaßnahme wider die Überversorgung, wird oft unterschätzt, wie die folgende Patientengeschichte verdeutlicht. Darüber hinaus zeigt sie eindrucksvoll, welche zentrale diagnostische Bedeutung dem Arzt-Patienten-Gespräch und insbesondere einer sorgfältigen ärztlichen Erhebung der Vorgeschichte (Anamnese) des Patienten zukommt:

An einem Samstagvormittag erschien der 58-jährige Manuel K. in Begleitung seiner Ehefrau in meiner Notfallpraxis im Klinikum Westend. Er war nach dem gemeinsamen Frühstück vom Tisch aufgestanden, als er plötzlich in sich zusammensackte und kurzfristig das Bewusstsein verlor (umgangssprachlich Ohnmacht, im Fachjargon Synkope genannt). Für Manuel K. war es ein erstmaliges Erlebnis – eines, das ihn und seine Frau sehr beunruhigte. Er war indes, wie seine Frau mitteilte, nach ca. zwei Minuten wieder voll ansprechbar und orientiert. Im weiteren Gesprächsverlauf stellte sich heraus, dass bis auf einen medikamentös behandelten Bluthochdruck keine weiteren Erkrankungen bekannt waren. Die ihm von seinem Hausarzt verordneten Blutdruck-Medikamente – eine Wassertablette und ein sogenanntes Sartan – waren allerdings zwei Tage zuvor von diesem um ein weiteres Hochdruckmittel aus der Gruppe der sehr wirksamen Kalziumantagonisten ergänzt worden, weil sein Blutdruck unter der bisherigen Medikation doch wieder angestiegen und damit zu hoch war. Herr K. hatte das neue Medikament einschließlich der alten weisungsgemäß zwei Tage vor seiner Ohnmacht eingenommen. Schon am Morgen sei ihm ein wenig »schwindelig« gewesen, wie er sagte, sonst aber sei alles »wie immer gewesen«.

Im Anschluss an unser Gespräch nahm ich bei Herrn K. eine körperliche Untersuchung vor, die bis auf einen niedrigen Blutdruck von 110/65 keine Auffälligkeiten zeigte. »Keine weiteren

Untersuchungen, kein EKG, keine Blutuntersuchung?«, fragte er erstaunt. Ich erklärte ihm und seiner Frau, warum ich Zusatzuntersuchungen derzeit nicht für notwendig erachtete: »Bitte machen Sie sich keine Sorgen; die naheliegendste Ursache Ihrer Ohnmacht ist mit allerhöchster Wahrscheinlichkeit in der Einnahme des zusätzlich verordneten Hochdruckmittels zu suchen, das bei Ihnen zu einer überschießenden, vorübergehenden Blutdrucksenkung und damit zu Ihrer Ohnmacht geführt hat. Das bedeutet, dass Sie das neu verordnete Mittel ab sofort absetzen und sich kurzfristig bei Ihrem Hausarzt vorstellen sollten. Er wird Ihren Blutdruck neu einstellen, wozu verschiedene andere Medikamente geeignet sind, mit dem Ziel, dass Ohnmachten künftig unterbleiben. Erst wenn Sie entgegen aller Wahrscheinlichkeit erneut eine Ohnmacht erleiden sollten, ist eine weiterführende, auch apparative Diagnostik angezeigt.«

Ich erstellte meinen Befund für den Hausarzt, überreichte ihn und entließ das Ehepaar; offensichtlich war es von meiner Diagnose und meiner Empfehlung überzeugt. Drei Monate später erkundigte ich mich nach Manuel K.s Befinden. Eine Synkope war nicht wieder aufgetreten, und sein Blutdruck war jetzt mit einem zusätzlichen, weniger stark den Blutdruck senkenden Mittel optimal eingestellt.

Eine Synkope ist definiert als ein plötzlich einsetzender, kurz dauernder und spontan rückläufiger Bewusstseinsverlust infolge einer Minderdurchblutung des Gehirns. Ein überaus häufiges Ereignis, das meist harmloser Natur ist – ca. 40 Prozent aller Menschen erleben mindestens einmal in ihrem Leben eine Synkope! Zum anderen ist sie ein diagnostisches Chamäleon, weil sie zahlreiche und ganz unterschiedliche Ursachen haben kann: eine Herzrhythmusstörung, Sauerstoffmangel, einen Krampfanfall, eine organische Durchblutungsstörung des Gehirns oder einen plötzlichen Lagewechsel (sogenannte orthostatische Synkope, z. B. beim morgendlichen Aufstehen). Eine Fehlregulation des Vagusnerven bei ansonsten gesunden Personen ist die häufigste Form einer Synkope; auch rein psychogene Synkopen sind nicht selten, etwa bei Angstzuständen oder Schockerlebnissen. Mithin ist sie eine diagnostische Herausforderung, die Ärzte immer wieder dazu verleitet, Gespräch und Anamnese des Patienten zugunsten von technischen Untersuchungskaskaden wie (Langzeit-)EKG, EEG, Röntgen, Ergometrie oder gar einen unter die Haut zu implantierenden Loop-Recorder, der eventuelle Herzrhythmusstörungen erfasst, zu vernachlässigen. Hingegen belegte unter anderen eine niederländische Studie aus dem Jahr 2015, dass in 90 Prozent aller Fälle von plötzlicher Bewusstlosigkeit (also einer Synkope) allein die exakte Erhebung der Anamnese im Rahmen eines differenzierten ärztlichen Gesprächs zu der zutreffenden Diagnose führte, sodass sich kostspielige apparative Untersuchungen – und damit auch nicht angezeigte therapeutische Konsequenzen – erübrigten!

Risiken von Überdiagnostik und Übertherapie

Dass *Überdiagnostik* nicht selten *Übertherapie* zur Folge hat, erscheint nur konsequent. Dies ist etwa bei der als Individuelle Gesundheitsleistung (IGeL) angebotenen Ultraschalluntersuchung der Eierstöcke der Fall, wie wir in Kapitel 14 sehen werden. Indes kann sich Übertherapie auch einer korrekt gestellten Diagnose anschließen. Dies trifft besonders auf die Versorgung am Lebensende zu, wie die Bertelsmann-Stiftung in einer Studie belegen konnte. Ihr zufolge liegt der Anteil von übertherapierten Patienten in der Intensivmedizin bei ca. 50 Prozent! In den letzten sieben Lebenstagen werden 8,5 Prozent der Patienten wiederbelebt, 15,2 Prozent operiert und 12 Prozent dialysiert. Statt solchen Patienten (und ihren Angehörigen) frühzeitig palliative Maßnahmen anzubieten, die die Lebensqualität erhalten und oftmals sogar die Lebenserwartung erhöhen, steht die mit allen Mitteln zu erzielende Lebensverlängerung im Fokus auf Kosten leid- und qualvoller Sterbeverzögerung.

Hierzu wiederum ein Beispiel: Vor sieben Jahren erhielt der 86-jährige Diabetiker Ulrich P. die Diagnose eines Prostatakrebses. Er wurde operiert, später mit zunächst gutem Ergebnis nachbestrahlt und gewann so einige Jahre bei passabler Gesundheit. Dann kehrte der Krebs zurück – der PSA-Wert war wieder gestiegen –, in den Lymphknoten des Beckens waren Metastasen aufgetreten. Auf Anraten seines Urologen, seines Zeichens zugleich Onkologe, begann er eine medikamentöse antiandrogene Therapie, eine sinnvolle und leitliniengerechte Maßnahme, unterstützt von seiner Familie, in der er sich gut aufgehoben fühlte und die ihn rührend versorgte.

Fünf Jahre nach der Erstdiagnose seines Krebses erlitt er eine Lungenentzündung, die einen Klinikaufenthalt unumgänglich machte und ihm trotz Antibiotikagabe schwer zusetzte. Zudem klagte er jetzt erstmals über Schmerzen im Bereich des Beckens und der Wirbelsäule. Dass sein Krebs mittlerweile, wie so häufig beim Prostatakrebs, jetzt auch zu Absiedlungen im Becken und nahezu sämtlichen Wirbelkörpern geführt hatte, die seinen Schmerzen zugrunde lagen, zeigten Röntgenbilder. Von Heilung konnte nun kaum mehr die Rede sein. Man begann in der Klinik eine antihormonelle Therapie, zusätzlich erhielt Herr P. stark wirksame Opiate. Schließlich wurde er auf eigenen Wunsch nach Hause entlassen, geschwächt, appetitlos, mit einem Gewichtsverlust von zwölf Kilogramm, mutlos und depressiv. Eine Patientenverfügung zu verfassen, war ihm nie, auch jetzt nicht, in den Sinn gekommen, er vertraute ganz auf seine Familie, die für ihn »schon alles richten« werde.

Zu Hause flackerte ein Rest Lebensmut auf, bald indes getrübt einer hoch fieberhaften Harnwegsinfektion wegen. Der Urologe riet erneut zu einer Klinikbehandlung, der Herr P., zu eigener Willensbildung kaum noch fähig, nach längeren Überlegungen im Familienkreis – »wir wollten ihn noch nicht verlieren« – zögerlich folgte. In der Klinik diagnostizierte man eine Sepsis (Blutvergiftung), das heißt, dass die Entzündung bereits den gesamten Körper ergriffen hatte, was bei Herrn P.s Vorgeschichte gleichbedeutend war mit einem nahezu aussichtslosen Vorgehen. Allerspätestens jetzt hätte die kurative Therapie verlassen und eine palliative Therapie einsetzen müssen. Doch das Gegenteil geschah: Die Ärzte zogen auf der Intensivstation noch einmal alle therapeutischen Register, einschließlich der Gabe mehrerer hoch dosierter Antibiotika, medikamentöser Kreislaufunterstützung, Bluttransfusionen und letztendlich einer achttägigen künstlichen Beatmung, unter der Ulrich P. verstarb. »Ein wenig tröstlich« sei es gewesen, »dass er während der Beatmung tief sediert, in einem narkosegleichen Zustand, nicht leiden musste«, wie die Angehörigen mitteilten.

Ohne Intensivmedizin, von der jahraus, jahrein Hunderttausende Patienten profitieren, ist unser medizinisches Versorgungssystem nicht denkbar; ihre Erfolge sind unbestreitbar. Eine Intensivtherapie indes macht nur dann Sinn, wenn mit einer belastbaren Wahrscheinlichkeit davon auszugehen ist, dass sie nicht nur überlebt wird, sondern für den Patienten eine akzeptable Lebensqualität daraus resultiert. Kritisch wird ihr Einsatz also dort, wo hochalterige, demente, chronisch kranke oder multimorbide Patienten betroffen sind. Mittlerweile sind 75 Prozent der deutschen Intensivpatienten im Rentenalter, jeder Vierte ist an Krebs erkrankt. Hierzu schreibt mein Kollege, der Palliativmedizner Matthias Thöns, in seinem 2016 erschienenen Buch *Patient ohne Verfügung*: »90 % der älteren Menschen fürchten solche Behandlungen. ›Lieber tot als schwerbehindert dahinvegetieren‹, sagen nahezu alle. Das sehen deutsche Neurochirurgen allerdings anders: 85 % von ihnen würden, unabhängig von zuvor bestehender Schwerstpflegebedürftigkeit, von den Wünschen der Angehörigen und trotz schlechter Aussichten, einen 82-Jährigen mit einer Hirnblutung noch operieren. Nur in 9 % der Fälle würden die Patienten den Eingriff überleben, 98 % davon mit schwerer Behinderung. Hier von moralischer Erosion zu reden, ist in der Tat angebracht, weil das Argument der ›schiefen Ebene‹ vom Kopf auf die Füße einer oftmals grausamen Wirklichkeit gestellt ist.«

Zweifellos mitentscheidend für die Aufnahme eines Patienten auf die Intensivstation sind ökonomische Gründe bzw. finanzielle Fehlanreize, zumal in Großstädten, die über Betten*über*kapazitäten verfügen. Leere Betten sind ein Verlustgeschäft, denn Geld gibt es nur für ein belegtes Bett. Um wirtschaftlich zu sein, müssen die Krankenhäuser also ausgelastet sein. Und gerade Beatmungspatienten tragen wesentlich dazu bei: Für eine achttägige Beatmung beispielsweise stellt eine Klinik der Krankenkasse 57 347,40 Euro in Rechnung (DRG A11A).

Hinzu kommen Fehlanreize bei beatmeten Patienten, kritisiert der Gesundheitsökonom Professor Jürgen Wasem: »Kliniken versuchen, Patienten möglichst lange zu beatmen. Im Moment ist das nach Stunden gestuft. So steigt die Vergütung deutlich an, wenn die Beatmung mindestens 95 Stunden beträgt. Sie finden daher wenige Patienten, die 94 Stunden beatmet werden.« Auch unter ethischen Aspekten ein höchst fragwürdiges Vorgehen!

Das Ausmaß medizinischer Überversorgung lässt sich allenfalls in Umrissen quantifizieren. Fest steht, dass sie in *allen*

Bereichen der Medizin an der Tagesordnung ist: Beispielsweise wurden, so die Bertelsmann-Stiftung, 2016 ca. 3,8 Milliarden Tagesdosen eines Magensäurehemmers (sogenannte PPI = Protonenpumpeninhibitoren) verschrieben, davon bis zu 70 Prozent ohne klare Indikation. In kardiologischen Abteilungen implantierte man 2017 rund 27000 Defibrillatoren (die bei aussetzendem Herzschlag das Herz erneut zum Schlagen bringen). Bei elf Prozent der Patienten, die einen Defibrillator erhielten, war gemäß externer Qualitätssicherung der Indikator »Leitlinienkonforme Indikation« auffällig, das heißt fragwürdig.

Pragmatisch gegen Überversorgung vorgehen

Was tun gegen Überversorgung, um Patienten nicht zu gefährden und Ressourcen nicht zu verschleudern?

Die Politik hat die Rahmenbedingungen der medizinischen Versorgung so zu planen und zu organisieren, dass sie sich sektorenübergreifend am tatsächlichen Bedarf der Bevölkerung orientiert. Dazu gehören die Krankenhausplanung, die Anzahl notwendiger Haus- und Fachärzte, deren Verteilung zwischen Stadt und Land, zumutbare Wege bzw. zeitlich angemessene Erreichbarkeit von Praxen und Kliniken für die Patienten sowie die Planung der Anzahl und Standorte von (teuren) Großgeräten.

- Hindernisse, wie die Tatsache, dass die Gesundheitsversorgung Ländersache ist und damit Verteilungskämpfe vorprogrammiert sind, müssen im Interesse der so oft zitierten, indes tatsächlich noch ausstehenden »qualitativ hochwertigen Gesundheitsversorgung Deutschlands« ausgeräumt werden.

- Ärzte müssen dazu angehalten und verpflichtet werden, sich an Nutzen und Risiko medizinischer Leistungen zu orientieren und sie dem Patienten gegenüber transparent zu machen. Die Vergütung ärztlicher Leistungen muss sich an deren Qualität, zumal an der Indikationsqualität bemessen. Bei Zweifeln daran, ob seine Indikation zutreffend ist, sollte der verantwortliche Arzt die Zweitmeinung eines Kollegen einholen.
- Nutzlose Leistungen haben zu unterbleiben – ein ethisches Gebot für jeden Arzt, der nicht nur seinem Patienten gegenüber verantwortlich ist, sondern immer auch die grundsätzlich knappe Ressourcenlage im Gesundheitswesen im Blick haben muss.
- In diesem Sinne ist die vor Jahren schon in den USA ins Leben gerufene und von kritischen Ärzten auch in Deutschland aufgegriffene *Choosing wisely*-Bewegung (= klug entscheiden) zu stärken und weiterzuentwickeln.
- Es ist Aufgabe der Gesundheitspolitik und der Interessenvertreter von Patienten, sie auch über mögliche Schäden und Gefahren medizinischer Untersuchungen und Therapien zu informieren und aufzuklären.
- Patienten sollten wissen, dass es vorteilhaft sein kann und nicht weniger Fürsorge bedeutet, eine Diagnose oder Therapie abzuwarten.
- Insbesondere ältere Menschen sollten rechtzeitig eine Patientenverfügung verfassen, um sich vor Übertherapie bei aussichtsloser Krankheit am Lebensende zu schützen.

Empfehlung: Grundsätzlich ist das Einholen einer ärztlichen Zweitmeinung oftmals sinnvoll und naheliegend, etwa dann, wenn Ihnen eine Operation bevorsteht, die im Sinne einer Übertherapie nicht unbedingt erforderlich ist (z. B. Gelenkersatz, Wirbelsäuleneingriffe, Herzkatheter). Zudem haben Sie in vielen Fällen einen rechtlichen Anspruch auf eine Zweitmeinung, deren Kosten von Ihrer Krankenkasse erstattet werden. Nähere Auskünfte hierzu können Sie bei Ihrer Krankenkasse, der Unabhängigen Patientenberatung Deutschland (UPD) oder auf der Webseite der »Stiftung Gesundheitswissen« einholen.

KAPITEL 10

Woran Sie einen »guten« Arzt erkennen

Ich sitze vor meinem Laptop am Schreibtisch und öffne das Portal Nebenan.de, eine viel besuchte Plattform für Nachbarschaftshilfe jeder Art: Babysitter gesucht, IKEA-Möbel zu verschenken, Biete Altenbetreuung … Zwei Anfragen erregen mein Interesse: Andrea S. fragt: »Weiß jemand einen guten HNO?« Sechs »Nachbarn« haben bereits geantwortet (meist nur unter Angabe der Praxisadresse), unter anderem:

»Hey A., ich empfehle Dr. S. hier im Kiez, am N.-Platz; spricht nicht viel, erscheint mir aber kompetent.«

»Ja, Dr. S. am N.-Platz ist o. k., Termine nur mittwochs, sonst offene Sprechstunde, d. h. am besten zu Beginn hin, und am Empfang sagt man (ziemlich genau), wie lange es dauert, und man geht wieder und kommt zur angegebenen Zeit wieder nach einer oder 1,5 Stunden. Dr. S. immer super freundlich, gut ausgestattete Praxis, immer Assistentin im Raum, die alles notiert.«

»Ich war bei Frau Dr. N., gute Ärztin, leider mit etwas Wartezeit auf den Termin!«

»Ja, die ist eine gute, sogar sehr gute, weil erfahrene Ärztin.«

»Ich kann dir eine HNO-Praxis in Charlottenburg empfehlen. Direkt am U-Bahnhof K.-Damm. Die beiden Ärztinnen kenne ich persönlich, und die sind super und lieben ihren Beruf.«

»Kann jemand was zur Abrechnung sagen? Ich bin privat versichert und bin mal zu Dr. B. wegen einer Kleinigkeit und habe eine Riesenrechnung für alles Mögliche bekommen, was gemacht wurde. Ich suche einen HNO-Arzt, der fair nur das macht und abrechnet, was nötig ist.«

Peter F. fragt: »Kann jemand einen Orthopäden empfehlen?«

»In der A.-Straße, nahe W.-Platz, gibt es eine Gemeinschaftspraxis. Hol dir einen Termin für Dr. S. Er ist ein guter Diagnostiker.«

»Meine Empfehlung: Orthopädie-Zentrum am P.-Platz, Dr. S.-V., sehr freundlich, sehr kompetent und sehr zugewandt; gut organisierte Praxis.«

»Der Rat, zu O. am W.-Platz zu gehen, ist ein falscher. War erst gestern dort. Den Arzt meines Vertrauens seit Jahren, aus welchen dir denkbaren Gründen auch immer, den gibt es dort nicht mehr.«

Schon aus solchem Erfahrungsaustausch der Bürger untereinander lassen sich diesseits fragwürdiger Arzt-Bewertungsportale und der kaum zu überblickenden Zahl wissenschaftlicher Studien zur Zufriedenheit der Patienten mit der Ärzteschaft ansatzweise zentrale Kriterien herauslesen, die einen »guten« Arzt charakterisieren, als da sind: Freundlichkeit, Zugewandtheit, fachliche Kompetenz, Erfahrung, geringe Wartezeiten. Deutlich wird auch, dass Patienten mit ihren Ärzten überwiegend zufrieden sind, was umfragebasierte Studien immer wieder bestätigen. Bei alldem darf jedoch nicht übersehen werden, dass die Einschätzung des Patienten, ob sein Arzt ein »guter« oder »schlechter« sei, selbstredend immer eine subjektive ist. So wie auch die Selbsteinschätzung des Arztes hinsichtlich seiner ärztlichen Grundhaltung, seiner Motive sowie seines Entscheidens und Handelns nichts darüber aussagt, ob er tatsächlich ein »guter« Arzt ist.

Mit dem Versuch, der Definition des »guten« Arztes aus professioneller Sicht näher zu kommen, befassen sich prominente Ärzte, Medizinhistoriker, Medizinethiker und Philosophen seit den Anfängen des Arztberufs. Die von ihnen jeweils formulierten Idealbilder vom »guten« Arzt, die durchaus eigene Akzente setzen, reichen von Hippokrates, Galenus von Pergamon (Galen), Paracelsus, Maimonides und Christoph Wilhelm Hufeland bis hin zu Rudolf Virchow und Viktor von Weizsäcker, um nur die bedeutendsten zu erwähnen.

Von dem im 12. Jahrhundert lebenden jüdischen Gelehrten und Arzt Maimonides, der in Spanien und Ägypten wirkte, ist ein »Morgengebet« überliefert, das eine, wie ich finde, umfassende und zugleich »moderne« Annäherung an das Idealbild des »guten« Arztes enthält, die auch heute noch Gültigkeit beanspruchen darf: »Gott, erfülle meine Seele mit der Liebe zur Heilkunst und zu allen Kreaturen. Nimm von mir die Versuchung, die das Dürsten nach Gewinn und die Ruhmsucht mir einflößen bei der Ausübung meines Berufs. Erhalte meinem Herzen die Kraft, damit es immer bereit sei, dem Armen wie dem Reichen zu dienen, dem Freund wie dem Feind, dem Gerechten wie dem Ungerechten. Gib, dass ich in dem, der leidet, nur den Menschen sehe. Gib, dass mein Geist unter allen Umständen klar bleibt: Denn groß und erhaben ist die Wissenschaft, deren Ziel es bleibt, die Gesundheit und das Leben aller Kreaturen zu erhalten. Gib, dass meine Kranken Vertrauen zu mir haben und zu meiner Kunst und dass sie meine Ratschläge und Verordnungen befolgen. Halte von ihrem Lager fern die Scharlatane, die tausend Ratschläge geben, die immer alles wissen. Das ist eine gefährliche Sippschaft, die aus Selbstgefälligkeit die besten Absichten zunichte macht. Verleih mir, mein Gott, Nachsicht und Geduld gegenüber eigensinnigen und flegelhaften Kranken. Gib, dass ich in allem Maß halte, aber unersättlich bin in meiner Liebe zur Wissenschaft. Nimm mir die Vorstellung, dass ich alles vermag. Gib mir die Kraft, den Willen und die Gelegenheit, meine Kenntnisse mehr und mehr zu erweitern, damit ich sie zum Vorteil der Leidenden einsetzen kann.«

Indes genügen die in diesem Text angesprochenen »Tugenden«, die einen »guten« Arzt auszeichnen, heutigen professionellen Vorgaben, wie sie beispielsweise in der »Charta zur ärztlichen Berufsethik« niedergelegt sind, nicht mehr. Patientenautonomie, Augenhöhe zwischen Arzt und Patient und partizipative Entscheidungsfindung zwischen ihnen waren in der antiken Medizin – ausgenommen der autonome Alterssuizid – zumindest kein explizites Thema. Gerade sie aber sind es, die heute im Arzt-Patienten-Verhältnis eine überragende Rolle spielen.

Zweifellos ist der ärztliche Respekt vor der Patientenautonomie in den letzten Jahrzehnten zu einem gewichtigen Attribut des »guten« Arztes geworden. Noch heute erkennen viele Ärzte jedoch allein das Abwehrrecht des Patienten gegen jede Form seiner Instrumentalisierung oder Bevormundung an. Doch das Anerkennen der Patientenautonomie – und das ist entscheidend – ist nicht allein als »negative« Verpflichtung auszulegen in dem Sinne, dass sich der Arzt nicht in die Willensbildung des Patienten einmischt. Es beinhaltet auch und gerade eine »positive« Verpflichtung, eine Art Bringschuld des Arztes dem Patienten gegenüber, die aus seinem überlegenen Wissen resultiert: Ärzte sollten nicht allein angemessen informieren und aufklären; sie haben darüber hinaus die Pflicht, den Patienten in seinem Entscheidungsprozess aktiv zu unterstützen und ihn zur Wahrnehmung seiner Autonomie zu befähigen. Sie haben sich auch als »Geburtshelfer« der Patientenautonomie zu begreifen und in diesem Sinne das Gespräch mit dem Patienten zu suchen und zu führen.

Arzt-Patienten-Gespräch – das macht eine gute Kommunikation aus

Hilfreich, ja meines Erachtens geradezu unerlässlich bei diesem Unterfangen, ist eine Kommunikationsstrategie, die als »motivierende Gesprächsführung« in Fachkreisen mittlerweile breite Anerkennung gefunden hat, weil sie sich im Dialog von Therapeut und Patient/Klient, besonders in schwierigen Beratungs- und Behandlungssituationen, vielfach bewährt hat. Ursprünglich als Strategie zur Verhaltensänderung bei Suchtkranken von den australischen Psychologen William R. Miller und Stephen Rollnick 1991 entwickelt, darf sie heute als eine wirkungsvolle Gesprächsstrategie auch überall dort gelten, wo Arzt und Patient gemeinsam nach Wegen effektiver Hilfeleistung für den Patienten suchen.

Das Gespräch zwischen Patient und Arzt war – und ist es nicht selten immer noch – geprägt von dessen paternalistisch-direktiven »Anweisungen« an den Patienten, dieser oder jener Behandlung Folge zu leisten, ohne indes patientenseitigen Ambivalenzen, Bedenken, Gefühlen und Ängsten ausreichenden Raum zu geben. Unter Umständen resultiert daraus zwischen Arzt und Patient eine Konfrontation, die einer für den Patienten zuträglichen Behandlung im Wege steht, wenn nicht gar sie unmöglich macht. Konfrontation ruft erfahrungsgemäß aufseiten des Patienten Widerstand hervor und unterläuft damit seine Veränderungsbereitschaft. Doch gerade Veränderung ist es ja, die das Ziel jedes therapeutischen Prozesses darstellt.

Einem herzkranken Patienten beispielsweise die Notwendigkeit einer Bypass-Operation als alternativlos darzustellen, mag medizinisch gerechtfertigt sein. Indes sind Ambivalenz, Ängste und Vorbehalte aufseiten des Kranken gegenüber einem solch gravierenden Eingriff nur zu gut nachvollziehbar. Einem deprimierten und mutlosen übergewichtigen Menschen einen Diätplan zu überreichen und ihn mit der Aufforderung, mehr Sport zu treiben, nach Hause zu entlassen, verfehlt das Ziel der Gewichtsabnahme nahezu immer.

Hingegen kann in solchen und vergleichbaren Konstellationen die oben bereits erwähnte motivierende Gesprächsführung – eine Strategie, die hier nur in ihren Umrissen dargestellt werden kann – mit Gewinn für den Patienten zum Zuge kommen. Zu ihren Kernelementen gehören:

- Eine *empathische ärztliche Grundhaltung* – bildlich gesprochen: »Ich könnte du sein« – muss dem »guten« Arzt eigen sein. Er nimmt gegenüber seinem Patienten eine akzeptierende Haltung ein, die auf dem Wege aktiven, reflektierenden Zuhörens seine Lage in den Blick nimmt und zu verstehen sucht.
- *Diskrepanz* erzeugen zwischen dem Status quo des Patienten und einem oder mehreren seiner Veränderungsziele. Dies geschieht durch offene Fragen, die dem Patienten Wahlmöglichkeiten und Raum für Antworten lassen.
- *Widerstand und Ambivalenz* aufseiten des Patienten sind als normaler Teil von Veränderungsprozessen zu betrachten und nicht als krankhaft zu deuten. Der Therapeut/Arzt verzichtet explizit auf ein konfrontatives Vorgehen, das eine Stigmatisierung des Patienten zur Folge hätte und regelhaft seine Abwehr hervorruft. Stattdessen sind deeskalierende Strategien einzusetzen, innerhalb derer durch offene Fragen des Arztes die Nachteile des momentanen Verhaltens und die Vorteile einer Veränderung zur Sprache kommen (»Welche Vorteile hätte es, mit dem Rauchen aufzuhören?«).
- Auf der Basis der Stärkung des Selbstvertrauens die *Selbst-*

wirksamkeit des Patienten zu stützen, eine Veränderung erreichen zu können, ist ein zentraler, unverzichtbarer Teil gelingender Selbstmotivation des Patienten (»Sie sind stark, Sie schaffen das!«).

Was einen »guten« Arzt ausmacht

Zusammenfassend seien hier noch einmal die Indikatoren benannt, die nach meiner Auffassung einen »guten« Arzt charakterisieren:

- *Er hört zu*: Er lässt dem Patienten ausreichend Zeit, seine Beschwerden und Klagen vorzubringen. Man sollte meinen, hier handele es sich um eine Selbstverständlichkeit. Dass dem nicht so ist, zeigen Untersuchungen, die nachweisen, dass der Arzt die Schilderung des Befindens und der Symptome seines Patienten durchschnittlich schon nach weniger als 20 Sekunden unterbricht.
- Er zeigt seinem Patienten gegenüber *Empathie und Wertschätzung*. Seine Behandlung folgt, wo immer möglich, den Standards wissenschaftlicher Medizin. Er vervollständigt sein Wissen durch regelmäßige Fortbildungen und gibt sich jede erdenkliche Mühe, neue gesicherte Erkenntnisse und Behandlungsmethoden in sein Repertoire zu integrieren.
- Während des Gesprächs hat sich der Arzt voll auf seinen Patienten zu konzentrieren. Dazu gehören *Augenkontakt* und der Verzicht darauf, sich gleichzeitig dem Computerbildschirm auf seinem Schreibtisch zuzuwenden.
- Er sollte seinem Patienten die *Grenzen seiner Kompetenz* und Behandlungsmöglichkeiten offenbaren. In einer Zeit fortschreitender Spezialisierung und Subspezialisierung ist dies

für eine optimale, dem Stand der Wissenschaft entsprechenden Behandlung des Patienten unumgänglich.

- Daraus folgt auch, gerade wenn es um komplexe Behandlungen mit schwer überschaubaren Folgen geht, dass der Arzt dem Patienten die Einholung einer ärztlichen *Zweitmeinung* anbietet. (Die Befürchtung, dass der Patient vom »Feindflug«, wie es früher hieß, möglicherweise nicht zurückkehrt, ist in den meisten Fällen unbegründet, im Gegenteil: Es stärkt das Vertrauen, das der Patient seinem Arzt entgegenbringt.)
- Wenn der Arzt eine Behandlung vorschlägt oder sie bereits von seinem Patienten angenommen wurde, sollte er noch einmal aktiv erfragen, ob aufseiten des Patienten noch *Unklarheiten oder Bedenken* bestehen.
- Die weitaus meisten Erkrankungen (Gefäßerkrankungen, Diabetes, Adipositas u. a.) erfordern neben einer gezielten ärztlichen Therapie ein *präventives Vorgehen*, d. h. *Veränderungen im Lebensstil* des Patienten. Sie werden ärztlicherseits zwar immer wieder angesprochen, doch oftmals trotz ihrer überragenden Bedeutung nicht mit der gebotenen Zeit, um Handlungsstrategien und Lösungswege aufzuzeigen. Allzu oft erschöpfen sie sich allein in einem Appell zum Verzicht (»Sie müssen weniger Kalorien zu sich nehmen und sich mehr bewegen!« – »Ihr Alkoholkonsum wird Ihre Gesundheit auf Dauer massiv schädigen!«). Stattdessen sollte der Arzt zur Strategie der motivierenden Gesprächsführung greifen, die eine hohe Gewähr dafür bietet, patientenseitig Veränderungsprozesse zum Erfolg zu führen.
- Oftmals sind Ärzte mit Patienten konfrontiert, die einer aussichtslosen Erkrankung wegen nur noch eine begrenzte Lebenserwartung haben. Sie stellen die bange Frage: »Herr Doktor, wie lange habe ich noch?« Sich ärztlicherseits dazu

hinreißen zu lassen, mit einer definierten Zeitspanne zu antworten, wie es nicht wenige Ärzte tun, ist unvertretbar: Erstens ist eine solche Aussage prinzipiell nicht möglich, sie ist nichts weiter als ein Blick in die Glaskugel. Zweitens unterminiert sie vielleicht die Hoffnung des Kranken auf ein längeres Überleben; und drittens kann sie eine suizidale Krise triggern. Eine ebenso angemessene wie wahrhaftige Antwort wäre: »Irgendwann werden Sie an Ihrer Erkrankung sterben. Doch kann niemand über ihren zeitlichen Verlauf eine verlässliche Aussage abgeben. Hingegen seien Sie versichert, dass ich alles dafür tun werde, Ihr Leiden in jeder Hinsicht maximal zu lindern.«

Ärzte waren und sind – wie alle Menschen – fehlbar, irrtumsanfällig, eitel, eigennützig und verfügen nur über begrenzte Kräfte und Zeit. Zumal Letzteres betrifft die Ärzteschaft in besonderem Maße, worunter sie – durchaus im wörtlichen Sinne – leidet. Zeitdruck ist ihr eigen wie der weiße Kittel. Patienten sollten Verständnis und Nachsicht für einen Berufsstand mitbringen, der sich ständig im Spannungsfeld zwischen hohen Ansprüchen und deren Umsetzung bewegt. Darüber hinaus kann es helfen, frühzeitig einen Termin zu vereinbaren, ausreichend Zeit mitzubringen und das Gespräch gut vorzubereiten, etwa indem man sich alle Belange und Fragen vorab notiert.

Was Sie Ihren Arzt vor Behandlungsbeginn fragen sollten

Zu guter Letzt sei an den Leser ein Rat der »Stiftung Gesundheit« weitergegeben, dem ich mich in vollem Umfang anschließe. Stellen Sie Ihrem Arzt die folgenden Fragen, wenn

Sie eine Diagnose erhalten haben; wenn er ein wirklich »guter« Arzt ist, wird er sich ihrer Beantwortung nicht entziehen:

- Welche Behandlungsmöglichkeiten gibt es?
- Was sind die Vor- und Nachteile dieser Möglichkeiten?
- Wie wahrscheinlich sind die jeweiligen Vor- oder Nachteile?
- Was kann ich selbst tun?
- Was passiert, wenn ich nichts tue?
- Wird die vorgeschlagene Therapie von der Krankenkasse erstattet?
- Ändert sich mein Alltag durch die Diagnose und die empfohlene Therapie?
- Wie lange wird die Behandlung dauern?
- Gibt es Heilung oder nur eine Linderung der Beschwerden?
- Wie schnell muss ich mich für oder gegen die Behandlung entscheiden?

Die vermutlich klügste aller Fragen, die jeden Arzt entwaffnet, lautet:

- Was würden Sie tun, also sich selbst empfehlen, wenn Sie (oder Ihre Frau) an meiner Stelle wären?

Nicht schließen möchte ich dieses Kapitel, ohne auf die Idealvorstellung des »guten« Arztes einzugehen, wie sie der Arzt und Philosoph Karl Jaspers in seiner 1965 erschienenen Schrift *Hoffnung und Sorge* entwarf und der auch ich anhänge: »An der Grenze des medizinisch Möglichen ist der Arzt Helfer und Schicksalsgefährte des Leidenden aus der Gemeinschaft des Menschseins.«

Der Arzt als Schicksalsgefährte? Manch einer mag diese heute altmodisch anmutende Zuschreibung belächeln. Ist denn der

Arzt nicht längst zum bloßen Mediziner mutiert, der den Kranken dekonstruiert, indem er ihn quasi vom Krankheitsgeschehen subtrahiert, um den Krankheitsmechanismus sichtbar und behandelbar zu machen? »Der Patient wird in Parenthese gesetzt, erst dann ist medizinisches Handeln möglich«, so bringt der amerikanische Arzt Michael Stein seine Kritik an der gegenwärtigen Medizin in seinem Buch *The Lonely Patient* auf den Punkt.

Wird der Arzt in Zukunft gar allein zum Vollstrecker medizinischer Algorithmen mit der Folge wachsender kommunikativer Ferne zwischen ihm und seinem Patienten? Und wünschen wir uns nicht ebendeswegen den Arzt – neben Angehörigen und Freunden – als empathischen Gefährten, gerade in der Einsamkeit und Verzweiflung schwerer Krankheit, Versehrtheit oder gar Todesnähe?

Eine solche Haltung einzunehmen, fällt Ärzten unterschiedlich leicht. Es erfordert Voraussetzungen, die Ärzte oftmals nicht oder nur teilweise erfüllen: Da sind die ethische Grundhaltung des Arztes zu seiner Profession und sein persönliches Interesse an sozialem Engagement; da ist seine Bereitschaft, sich emotional berühren zu lassen, damit umgehen zu können; und nicht zuletzt seine Fähigkeit, wahrzunehmen, wie die Qualität seiner Beziehung zum Patienten ist, und diese durch Spiegelung zu beeinflussen. Manch einem fällt es da leichter, seinen Patienten mit einer gewissen Gleichmut oder mit Indifferenz zu begegnen, so wie es viele Mediziner während ihrer Ausbildung gelernt haben.

KAPITEL 11

Ärztliches Fehlverhalten

An dieser Stelle nicht wenigstens zu erwähnen, dass gerade der ärztliche Beruf auch Schattenseiten aufweist, zumal er sich als Berufung mit hohem Berufsethos und Vertrauenswürdigkeit versteht, ergäbe ein unvollständiges und geschöntes Bild dieser Profession. Ärztliches Fehlverhalten ist weitverbreitet. Darauf lässt ein aktueller Medscape-Report schließen. Mehr als jeder dritte befragte Mediziner hat demnach schon einmal beobachtet, dass Kollegen sich am Arbeitsplatz »danebenbenommen« haben. So machen sich Ärzte zum Beispiel über Patienten lustig. Auch rassistische und sexistische Äußerungen sind keine Seltenheit.

Im Folgenden seien drei besonders gravierende Seiten ärztlichen Fehlverhaltens angesprochen, die sich in einem schwer durchschaubaren Dunkelfeld abspielen und daher quantitativ kaum zu fassen sind. Auch darüber, wie häufig und mit welchen Folgen Patienten betroffen sind, lässt sich nur spekulieren.

Abhängigkeitserkrankungen

Die belastende Berufsausübung der Ärzte sowie ihr oftmals übertriebener Ehrgeiz lassen sie zu Mitteln greifen, mit denen sie Selbstüberforderung und Stress zu reduzieren und/oder ihr Leistungsvermögen und Lebensgefühl positiv zu steigern hoffen, das ist leicht nachvollziehbar. Zumal gerade die Angehörigen von Gesundheitsberufen leichten Zugang zu abhängigkeitsbildenden Medikamenten haben.

Nach einer Schätzung von Dr. Maximilian Deest, Leitendem Arzt der Oberberg Kliniken, die besonders häufig suchtkranke Ärzte behandeln, leiden etwa acht Prozent aller Ärzte in Deutschland an einer Abhängigkeitserkrankung. Damit liegt die Zahl in dieser Berufsgruppe mehr als doppelt so hoch wie im Bevölkerungsdurchschnitt. An der Spitze der Suchtstoffe steht Alkohol, gefolgt von in den letzten Jahren vermehrt konsumierten Medikamenten wie Tilidin, Opioide (Morphin), Kokain, Tranquilizer und dem Kurznarkotikum Propofol.

Einige wenige Beispiele: Der Suchtbeauftragte der Ärztekammer Berlin, Dr. Thomas Reuter, berichtet von einem alkoholabhängigen Chirurgen, der alkoholisiert operierte mit der Folge, dass der Patient an der OP verstarb; eine Hausarztpraxis wurde auf Anweisung eines Amtsarztes geschlossen, weil die Chefin chronisch trank und eine Gefahr für die Patienten darstellte; in einem anderen Fall fanden Krankenschwestern einen ihrer Ärzte besinnungslos auf; es stellte sich heraus, dass er Propofol konsumiert hatte.

Nicht selten greifen Ärzte, zumal Chirurgen, zu leistungssteigernden Substanzen, sowohl verschreibungspflichtigen Stimulanzien wie Ritalin oder Modafinil, die zur Behandlung von ADHS eingesetzt werden, als auch zu illegalen Substanzen wie Kokain und Speed, die im weitesten Sinne zu den »Wachmachern« zählen. Das ist nichts anderes als Hirndoping. »Die Einnahme von solchen Enhancern (Verstärkern) ist bei Chirurgen häufiger, als wir angenommen haben«, so Professor Klaus Lieb, Direktor der Klinik für Psychiatrie der Universität Mainz. Eine von ihm initiierte Studie, weltweit die erste ihrer Art, entwickelte eine spezielle Fragestellung gegenüber den Chirurgen, um ehrliche Antworten erhalten. Ergebnis: 15 Prozent von ihnen gaben die Einnahme oben genannter Substanzen zu.

Die Konsequenzen liegen auf der Hand: Nicht nur, dass Ärzte sich Gerichtsverfahren aussetzen, ihre Approbation und damit faktisch ein Berufsverbot riskieren; schwerer noch wiegt, dass Patienten unter Umständen drastisch geschädigt werden. Im Wissen darum sei die Behandlungsbereitschaft betroffener Ärzte hoch, so einer der Ärzte der Oberberg Kliniken, Professor Götz Mundle; etwa 50 Prozent von ihnen gelingt der Ausstieg mithilfe entsprechender Programme.

Was aber können Sie als Patient tun, wenn sich Ihnen der Eindruck aufdrängt, Ihr Arzt betreibe irgendeine Art von Substanzmissbrauch? Sich von einem Arzt weiterhin behandeln zu lassen, der Ihnen im Sprechzimmer mit einer Alkoholfahne gegenübersitzt – davon würde ich dringend abraten. Ihn direkt darauf anzusprechen, werden Sie vermutlich vermeiden – es käme einem Eklat gleich. Ein Weg ist, es der zuständigen Ärztekammer oder Kassenärztlichen Vereinigung zu melden, ein anderer, die Unabhängige Patientenberatung Deutschland (UPD) einzuschalten.

Sexueller Missbrauch

»Das Dunkelfeld ist riesig.« So der Psychiater Werner Tschan über sexuellen Missbrauch bei Ärzten an ihren Patienten. Eine Aussage, die von Ministerien, Ärztekammern und Verbänden, die Gesundheitsberufe vertreten, mehr oder weniger geteilt wird. Konkrete Zahlen liegen indes nur vereinzelt vor. 2021 berichtete das *Deutsche Ärzteblatt*, eine Patientenbefragung habe ergeben, dass 4,5 Prozent von 2503 Befragten bereits professionelles ärztliches Fehlverhalten (meist durch Männer) erlebt hatten. Bereits 1995 ermittelte eine Untersuchung des Bundesfamilienministeriums etwa 600 Fälle pro Jahr, in denen Gesundheitsfachkräfte ihre Patienten missbrauchen. Die Opfer sind meist Frauen, die Täter in 80 Prozent der Fälle Männer, die die Intimität der Arzt-Patienten-Beziehung dazu nutzen, Eheprobleme oder berufliche Schwierigkeiten zu kompensieren. 2016 war im *Deutschen Ärzteblatt* zu lesen, dass es pro Jahr allein rund 600 Fälle von sexuellem Missbrauch in Psychotherapien gebe, doch nur in vier Fällen kam es zu gerichtlichen Verfahren – ein Skandal, denn die allermeisten Verfahren werden eingestellt, weil Aussage gegen Aussage steht und die Beweislast aufseiten des Opfers liegt. Die Staatsanwaltschaft Hamburg ermittelte in einem Fall, ließ das Verfahren dann aber fallen, weil dem Beschuldigten kein strafbares Verhalten nachgewiesen wurde: »Ein kurzzeitiger Zungenkuss ohne sonstige sexuell motivierte Berührungen stellt (...) keine sexuelle Handlung dar«, steht in dem Einstellungsbescheid. Der damalige Präsident der Bundesärztekammer, Frank Ulrich Montgomery, nahm die Verfahrenseinstellung »mit Erleichterung« zur Kenntnis.

Die Faktenlage:

- Zwischen Therapeuten sowie Beratern und Betreuern einerseits und Patienten andererseits besteht strukturell eine Asymmetrie. Sie manifestiert sich als ein Abhängigkeitsverhältnis und Machtgefälle, das grundlegend ist für jede Art von Übergriffen auf Patienten.
- Aus Angst und Scham gelangen überhaupt nur die wenigsten sexuellen Missbrauchsfälle ans Licht, geschweige denn zur Anzeige. Nicht einmal jede zehnte Frau zeigt sexualisierte

Gewalt überhaupt bei der Polizei an, wie das Internetportal Ippen Investigativ mitteilt.
- Nach § 174c Strafgesetzbuch (StGB) wird mit einer Freiheitsstrafe zwischen drei Monaten und fünf Jahren bestraft, wer unter Ausnutzung eines Beratungs-, Behandlungs- oder Betreuungsverhältnisses sexuelle Handlungen an Personen vornimmt, die sich ihm im Rahmen dieser Verhältnisse anvertraut haben. Auch der Versuch ist strafbar.
- In Gerichtsverfahren steht regelhaft Aussage gegen Aussage; zudem zeigen sich die Täter in den allermeisten Fällen als wenig einsichtig in die Unrechtmäßigkeit ihres Handelns, so das *Deutsche Ärzteblatt*. Meist wird zu Ungunsten des Missbrauchsopfers entschieden. Falls ein des Missbrauchs Angeklagter verurteilt wird, kommt es überwiegend zu nur geringfügigen Strafen, vielfach im Rahmen von Disziplinarverfahren allein zu einer Rüge.

Wenn Sie Opfer eines sexuellen Übergriffes wurden oder einen solchen begründet vermuten, sollten Sie dies der Ärztekammer und/oder Kassenärztlichen Vereinigung Ihres Bundeslandes melden. Hilfe bieten darüber hinaus, speziell für Frauen, der Bundesverband Frauenberatungsstellen und Frauennotrufe (BFF), der Ethikverein sowie die Ombudsstelle für Fälle von Missbrauch in ärztlichen Behandlungen.

Abrechnungsbetrug

Abrechnungsbetrug eines Arztes liegt dann vor, wenn er vorsätzlich (wissentlich oder willentlich) einer Krankenkasse, der Kassenärztlichen Vereinigung oder einem Patienten Leistungen in Rechnung stellt, die er nicht oder nicht im vereinbarten

Umfang erbracht hat. Die Fallkonstellationen sind so vielfältig wie die möglichen ärztlichen Leistungen; sie reichen von Abrechnungen von Leistungen bei Toten bis hin zur Gewichtsmanipulation bei Frühgeborenen: Wiegen sie bei der Geburt weniger als 750 g, erhält eine Klinik bis zu 80 000 Euro von den Kassen; wiegt das Neugeborene (nur wenige Gramm!) mehr, sind es 15 000 Euro weniger.

Das Delikt betrifft neben Korruption, Diebstahl, Untreue und Manipulation alle Bereiche unseres Gesundheitswesens, in dem auf diese Weise nach Schätzungen von Juristen jährlich bis zu 20 Milliarden Euro »versickern«. Das entspräche etwa fünf Prozent aller Gesundheitsausgaben. Im Fokus der Aufsichtsbehörden und Staatsanwaltschaften stehen Ärzte und Apotheker, Physiotherapeuten und Krankentransportunternehmen sowie andere Leistungserbringer, unter ihnen in letzter Zeit besonders ambulante Pflegedienste. Allein der AOK Hamburg entstand 2021/22 ein Schaden von mehr als fünf Millionen Euro, bei steigender Tendenz.

Abrechnungsbetrug ist kein eigenständiger Straftatbestand, geahndet wird er wie der »gewöhnliche« Betrug nach § 263 Strafgesetzbuch mit bis zu fünf Jahren Gefängnis. Wegen der Häufigkeit dieses und anderer Delikte (Korruption!) im Gesundheitswesen sind in den letzten Jahrzehnten in fast allen Bundesländern spezielle polizeiliche Ermittlungsgruppen und Schwerpunkt-Staatsanwaltschaften entstanden, so zum Beispiel die »EG Medicus« in Berlin, die im Schnitt alle zwei Wochen zu einer Razzia in einer Arztpraxis ausrückt.

Betont sei, dass die allermeisten Ärzte und Kliniken mit den Kassen korrekt abrechnen. Dennoch sind die entstehenden Schäden hoch. Sie sind zum einen immaterieller Natur: Sie belasten den Sozialstaat durch überhöhte Ausgaben und treffen die Versichertengemeinschaft als indirekte Opfer im Sinne der Steigerung ihrer Beitragssätze. Zum anderen müssen Patienten bei nicht angezeigter ärztlicher Behandlung unter Umständen unnötige gesundheitliche Risiken und eine Verletzung ihrer körperlichen Integrität hinnehmen.

Abrechnungsbetrug ist ein Vergehen, das Patienten so gut wie nie unmittelbaren Schaden zufügt, weil betrügerisches Verhalten und Korruption über ihre Köpfe hinweggeschehen, die Köpfe der vielen Leistungserbringer (es sei denn, ein Patient selbst kooperiert auf betrügerische Weise mit einem Arzt, was durchaus vorkommt). Erhält ein Patient dennoch Kenntnis von offensichtlichem Abrechnungsbetrug, etwa weil ihm als Privatpatient sein Arzt Leistungen berechnet, die er nicht erbracht hat, oder eine »Komplikationsstufe« in Rechnung stellt, die tatsächlich nicht vorlag, sollte er dies bei seiner Krankenkasse und der Ärztekammer anzeigen.

KAPITEL 12

Wenn überzählige Pfunde krank machen: Übergewicht und Fettleibigkeit (Adipositas)

Volkskrankheit Übergewicht – seit Jahrzehnten ein Dauerthema in den Medien. Seit Jahrzehnten bemühen sich medizinische Forschung und Behandlung um ihre Eindämmung. Seit Jahrzehnten wird ihre Bekämpfung zu einem vorrangigen gesundheitspolitischen Ziel erklärt, denn Übergewicht ist die wichtigste Ursache für den Verlust gesunder Lebensjahre (insbesondere durch die assoziierten Herz-Kreislauf-Erkrankungen). Es ist für sieben Prozent aller Krebstodesfälle verantwortlich und verursacht allein in Deutschland Gesundheitskosten von jährlich 63 Milliarden Euro (einschließlich der Kosten für Arbeitsausfälle und Frühverrentung).

Und doch: Die Zahl übergewichtiger Personen steigt, und zwar weltweit: Die WHO spricht 2025 von einer – nicht nur die Industrienationen, sondern auch die Schwellenländer einschließenden – Adipositas-Epidemie dramatisch steigenden Ausmaßes (bei gleichzeitiger Mangel- oder Unterernährung Hunderter Millionen Menschen auf der Südhalbkugel). Und eine in der angesehenen Medizinzeitschrift *The Lancet* im März 2025 veröffentlichte Studie prognostiziert, dass bis 2050 voraussichtlich mehr als die Hälfte der erwachsenen Weltbevölkerung (3,8 Milliarden) und ein Drittel aller Jugendlichen (746 Millionen) unter Übergewicht oder gar Adipositas leiden werden.

In Deutschland waren, so die Erhebungen des Robert Koch-Instituts (2024), 53,3 Prozent der Erwachsenen (laut Selbstauskunft) von Übergewicht betroffen, mit 60,5 Prozent Männer häufiger als Frauen (46,6 Prozent). Die Adipositas-Häufigkeit liegt für beide Geschlechter bei beängstigenden 19 Prozent. Zudem sind auch 15,4 Prozent aller Kinder und Jugendlichen von Übergewicht betroffen, sechs Prozent sogar von Adipositas (Daten aus 2017).

Als »Übergewicht« wird ein hohes Körpergewicht (bzw. eine übergroße Körpermasse) im Verhältnis zur Körpergröße bezeichnet, auch Präadipositas genannt, im Gegensatz zum »starken Übergewicht« (Adipositas, Fettleibigkeit). Gemessen wird beides üblicherweise mit dem Body-Mass-Index (BMI): Körpergewicht (in kg) geteilt durch das Quadrat der Körpergröße (in m). Liegt der BMI über 25, spricht man von Übergewicht, ist er höher als 30, von Adipositas.

Warum Übergewicht entsteht

Ursächlich für Übergewicht ist ein unausgewogener Energiehaushalt: Dem Körper wird in Form von Kalorien mehr Energie zugeführt, als er verbraucht und als Fett speichert. Zahllose Einflüsse und Risikofaktoren fördern diesen zur Überernährung und letztlich zu Krankheit führenden Zustand. Die wichtigsten sind:

- Individueller Kontrollverlust bei der Nahrungsaufnahme, der Suchtcharakter annehmen kann; häufig verbunden mit kurzfristigem Befriedigungsverhalten (Naschen von Süßigkeiten oder salzigen Snacks).

- Das Überangebot an Nahrungsmitteln, die ein Übermaß an Kohlehydraten, Salz, Fett, Süßstoffen und Geschmacksverstärkern enthalten, meist als (hoch-)verarbeitete Lebensmittel (z. B. Fertigpizza), die aggressiv von der Lebensmittelindustrie vermarktet werden.
- Bewegungsmangel, insbesondere bei vorzugsweise sitzender Tätigkeit und damit geringerem Energieverbrauch.
- Genetische und hormonelle Störungen.

Wie aber ist dem Übergewicht beizukommen? Kein Zweifel besteht daran, dass sich gewichtspräventive Maßnahmen sowie die zahllosen und vielfach beworbenen Reduktionsdiäten oft als nur wenig erfolgversprechend erweisen, weil Letztere meist nach Beendigung eine unerwünschte und schnelle Gewichtszunahme nach sich ziehen (Jo-Jo-Effekt). Vielversprechender erscheint vielmehr ein kontrollierendes Punktesystem mittels sogenannter Bullet-Points, das durch das Zählen von Punkten für Lebensmittel und körperliche Aktivität über Selbstkontrolle zur Gewichtsabnahme führt. Ein solches Programm bieten zum Beispiel die Weight Watchers an.

Revolution oder Risiko: die Abnehmspritze

Schlank sein wollen alle, aber schlank leben ist vielen zu anstrengend. Um diesen Widerspruch aufzulösen, erscheint vielen übergewichtigen Menschen die seit einigen Jahren verfügbare sogenannte Abnehmspritze als eine verheißungsvolle Option. Weltweit ist sie für Millionen übergewichtiger Menschen zur Hoffnung geworden. In Deutschland ist sie seit 2023 verfügbar, bekannt unter den Markennamen »Wegovy« und »Ozempic«, die beide den Wirkstoff Semaglutid enthalten. Zuerst hergestellt wurde er vom dänischen Pharmaunternehmen Novo-Nordisk, das dadurch zu einem der wertvollsten börsennotierten Konzernen Europas aufgestiegen ist. Mittlerweile sind zahlreiche andere Firmen wie Eli Lilly mit Konkurrenzpräparaten auf dem Markt (z. B. Tirzepatid, Liraglutid, Dulaglutid).

Semaglutid ahmt die Wirkung des körpereigenen Hormons Glucagon-like-Peptide-1-Rezeptoragonisten (GLP-1-RA) nach, das im Magen-Darm-Trakt gebildet wird, die Ausschüttung des blutzuckersenkenden Insulins stimuliert und die Ausschüttung des Blutzucker erhöhenden Glucagons hemmt. Es kommt also zu einer heilsamen Senkung des Blutzuckers. Beobachtet wird auch, dass Semaglutid die Magenentleerung verzögert und somit das Sättigungsgefühl erhöht.

Ursprünglich als Diabetesmedikament entwickelt, zeigte sich indes, dass das therapeutische Potenzial von Semaglutid auch das Gewichtsmanagement und die Senkung der mit Übergewicht verbundenen kardiovaskulären Risikofaktoren umfasst. Das ist mittlerweile durch zahlreiche Studien belegt. Aufgrund ihrer starken Wirkung auf eine Gewichtsreduktion und den Blutzuckerstoffwechsel kürte die Zeitschrift *Science* 2024 diese Medikamentengruppe zum »wissenschaftlichen Durchbruch des Jahres« in der Diabetologie wie auch in der Therapie der Adipositas.

Obwohl blutzuckersenkende Arzneistoffe vermutlich bald auch oral verfügbar sein werden, sind sie nach ärztlicher Verordnung derzeit standardmäßig als Spritzen erhältlich, die man sich selbst unter die Haut injiziert. Dies hat seinen Grund darin, dass die in ihnen enthaltenen Substanzen Proteine sind, die bei oraler Zufuhr im Darm aufgespalten und damit unwirksam werden. Bisherige Studien zeigen überdies, dass die Mittel vermutlich, ob oral oder durch Injektion, lebenslang verabreicht werden müssen, da ihr Absetzen zu einer erheblichen Wiederzunahme des verlorenen Gewichts führt, während durch die fortgesetzte Behandlung die anfängliche Gewichtsabnahme aufrechterhalten und verstärkt wird.

Was nun sollten Menschen wissen bzw. beherzigen, bevor sie zur Reduktion ihres Gewichts die Behandlung mittels einer Abnehmspritze erwägen?

- Sie sollten sich fragen, ob sie alle herkömmlichen Wege und Mittel zur Gewichtsreduktion (Kalorienrestriktion, körperliche Aktivität, Sport) einschließlich professioneller Hilfen (Ernährungsberatung, Verhaltenstherapie) ausgeschöpft haben.
- Ein Beratungs- und Aufklärungsgespräch mit einem Arzt ihres Vertrauens ist unverzichtbar, schon alleine deswegen, weil eine Abnehmspritze ausnahmslos einer ärztlichen Verordnung bzw. eines Rezeptes zur Vorlage in einer Apotheke bedarf.
- Die Krankenkassen erstatten die Kosten für die Abnehmspritze nur dann, wenn die Diagnose eines Diabetes ärztlich gestellt ist. Dient das Medikament allein der Gewichtsreduktion, finanzieren sie es nicht. Man benötigt dann ein ärztliches Privatrezept und muss die Kosten, die monatlich bei 200 bis 300 Euro liegen, selbst tragen.
- Ärzte verschreiben bei alleinigem Übergewicht bzw. Fettleibigkeit die Abnehmspritze vielfach ab einem Body-Mass-Index von 30 oder höher, bei Begleiterkrankungen (z. B. Bluthochdruck, Herzerkrankung) oftmals auch ab einem BMI von 27. Im Vergleich zu einem Placebo erzielte der Wirkstoff Tirzepatid den höchsten Gewichtsverlust: Bei einer Dosis

von 15 mg einmal wöchentlich lag er nach 72 Therapiewochen bei 17,8 Prozent.

- Die Nebenwirkungen der Abnehmspritze sind zahlreich und häufig, allerdings erfordern sie nur selten einen Behandlungsabbruch. Zu den wichtigsten zählen: Übelkeit, Erbrechen, Durchfall und Verstopfung. Zu erwähnen ist auch, dass die Abnehmspritze zwar beim Abnehmen hilft, indes der Gewichtsverlust auch mit einer Abnahme der Muskelmasse von bis zu 40 Prozent einhergeht. Da die Wirkstoffe die Magenentleerung verzögern und dies zu einer erhöhten Aspirationsgefahr während einer Narkose führt, empfehlen die Fachgesellschaften, blutzuckersenkende Arzneistoffe eine Woche vor einem chirurgischen Eingriff abzusetzen. Nicht unerwähnt bleiben soll eine positive Nebenwirkung: Einige dieser Wirkstoffe (z. B. Semaglutid) scheinen das Belohnungssystem im Gehirn zu aktivieren und das Verlangen nach Nikotin zu reduzieren. Auch gibt es Hinweise darauf, dass sie einen positiven Einfluss auf neuropsychiatrische Erkrankungen (Demenz, Depressionen) haben.

Dicksein in der Gesellschaft

Abschließend ein Blick auf neue Konzepte des Verständnisses von Fettleibigkeit: Mehrheitlich wird sie immer noch, gesellschaftlich wie auch von der Ärzteschaft, als das Ergebnis des Versagens persönlicher Willenskraft und eines ungesunden Lebensstils angesehen. Das trifft in Teilen zweifellos zu. Demzufolge gilt sie als Risikofaktor für zahlreiche Erkrankungen, indes nicht selbst als Krankheit, die beispielsweise auch auf einer genetischen Prädisposition fußt und damit über einen ungesunden Lebensstil weit hinausgeht. Das hat nicht zuletzt zur Folge, dass adipöse Menschen stigmatisiert werden und daher oftmals demotiviert sind, eigene Anstrengungen zur Gewichtsreduktion zu unternehmen.

Einer vor fünf Jahren gegründeten 56-köpfigen Expertenkommission unter Leitung von Professor Francesco Rubino vom King's College in London und mitgetragen von 75 internationalen medizinischen Organisationen ist daran gelegen, einen globalen Konsens über die Klassifizierung und Definition von Adipositas zu erarbeiten: Die neue evidenzbasierte Definition unterscheidet – grundsätzlich unabhängig vom Body-Mass-Index – zwischen »klinischer Fettleibigkeit«, einem chronischen, systemischen Krankheitszustand, der direkt durch übermäßige Fettleibigkeit verursacht wird, und »präklinischer Fettleibigkeit« ohne aktuelle Organfunktionsstörungen oder Einschränkungen der täglichen Aktivität, jedoch mit erhöhtem Gesundheitsrisiko.

In einem Editorial der Zeitschrift *Lancet Diabetes & Endocrinology* zur medizinischen Beurteilung von Fettleibigkeit heißt es weiter: »Personen mit klinischer Adipositas sollten rechtzeitig eine evidenzbasierte Behandlung (Medikamente, chirurgische Behandlung) erhalten, mit dem Ziel, eine Verbesserung oder wenn möglich eine Remission der klinischen Manifestationen der Adipositas herbeizuführen und ein Fortschreiten bis hin zu Endorganschäden zu verhindern. Menschen mit präklinischer Adipositas hingegen sollten eine evidenzbasierte Gesundheitsberatung erhalten; ihr Gesundheitszustand sollte über einen längeren Zeitraum überwacht werden und, falls zutreffend, geeignete Interventionen zur Reduzierung des Risikos der Entwicklung klinischer Adipositas und anderer mit Adipositas verbundener Krankheiten erhalten, je nach dem Grad des individuellen Gesundheitsrisikos. Wir haben jetzt die Möglichkeit, die Behandlung von Fettleibigkeit umzugestalten, indem wir uns von einem System, in dem Einzelpersonen unter einem einzigen Parameter (BMI) betrachtet werden, zu einem System bewegen, das den individuellen Gesundheitszustand und die Bedürfnisse jeder einzelnen Person berücksichtigt.«

KAPITEL 13

Nahrungsergänzungsmittel – fragen Sie nicht Ihren Apotheker!

In der Apotheke. Vor mir in der Wartezone eine betagte, gebrechlich wirkende Dame. Liebenswürdig lächelnd bittet ein junger Mitarbeiter sie an den Tresen: »Na, womit kann ich Ihnen helfen, gute Frau?« Ob er nicht etwas vorrätig habe, fragt sie mit schütterer Stimme, die Kräfte hätten so nachgelassen, nichts könne sie sich mehr merken, alles falle ihr immer schwerer, dabei sei sie früher eine so aktive Frau gewesen. Und dann die Luft, das Treppensteigen, das viele Alleinsein, na, er wisse schon. Noch nie habe sie einen Arzt gebraucht, selbst ihre beiden Kinder seien zu Hause zur Welt gekommen. Sie habe da so manches gehört und gelesen, was so vielversprechend klinge und helfen solle, in der Werbung vor den Nachrichten, auch in der *Apotheken-Umschau*.

Der junge Mann lächelt gewinnend und entschwindet zwischen den Regalwänden des Offizins. Mit einem Sortiment bunter Schachteln kehrt er zurück, allesamt Nahrungsergänzungsmittel: »Schau'n Sie mal, da ist doch sicher was dabei für Sie, das hier zum Beispiel, VITASPRINT, das regeneriert die roten Blutkörperchen, oder dies hier, VITAGAMMA, enthält Vitamin D, das ist gut für starke Knochen. Und wenn Sie was besonders Gutes haben wollen für Ihren Kopf, dann nehmen

Sie auch dies noch, ORTHOMOL MENTAL, das verkaufen wir oft; haben Sie schon mal was von orthomolekularer Medizin gehört?« Sie schüttelt den Kopf: »Und meinen Sie wirklich, das alles hilft?« – »Aber sicher!«, entgegnet er im Brustton der Überzeugung, »und, ganz wichtig, schaden tut's Ihnen auf keinen Fall!« – »Na, dann will ich Ihnen mal glauben.« Sagt's, verstaut die drei Packungen in ihrer Handtasche, legt 122,89 Euro auf den Tresen und verlässt die Apotheke.

Das geschilderte Beispiel ist kein Einzelfall. Im Gegenteil, der Markt mit Nahrungsergänzungsmitteln boomt. Aber was ist dran an dem Hype? Und was genau sind Nahrungsergänzungsmittel überhaupt?

Nahrungsergänzungsmittel sind »Lebensmittel« – keine Arzneimittel

Nahrungsergänzungsmittel (NEM) sind frei verkäufliche Produkte, die (Mikro-)Nährstoffe (z. B. Bierhefe, Algen), Vitamine, Mineralstoffe, Eiweiße, Fettsäuren, Ballaststoffe oder sonstige Substanzen mit ernährungsspezifischer oder physiologischer Wirkung in konzentrierter Form enthalten. Angeboten werden sie in Tabletten-, Tropfen- oder Pulverform, dennoch sind sie keine Arzneimittel. Sie zählen vielmehr, wie der Begriff schon nahelegt, zu den Lebensmitteln. Vor ihrer Markteinführung ist ein wissenschaftlicher Nachweis ihrer Wirksamkeit und Unbedenklichkeit nicht erforderlich, sie unterliegen lediglich einer Registrierungspflicht beim Bundesamt für Verbraucherschutz und Lebensmittelsicherheit (BVL). Als Lebensmittel müssen sie vor allem sicher sein. Im Unterschied zu Arzneimitteln dürfen sie nicht damit beworben werden, Krankheiten zu heilen, zu lindern oder zu verhüten.

Geschäftsmodell: Sehnsüchte wecken und verstärken

Ob Falten oder Haarausfall, Gelenkbeschwerden, Muskelaufbau, Alzheimer, Infektanfälligkeit oder Erschöpfung: In der Lawine der NEM findet sich für jeden etwas, ob jugendlicher Selbstoptimierer oder altersgebeugte Witwe – und sei es nur das beruhigende Gefühl, etwas für seine Gesundheit getan zu haben. Und kaum jemand vermag dem Druck, ebendies zu unterlassen, standzuhalten.

Längst haben Medizin, Pharmazie, Wellnessangebote und Fitness diesen Trend be- und aufgegriffen und ihn zu einem mächtigen und undurchschaubaren Konglomerat verführerischer Lifestyleangebote verschmolzen. Sie zielen auf eine ebenso tiefe wie verständliche Sehnsucht der Menschen: ein Leben in jugendlicher Schönheit und Leistungsfähigkeit, frei von Schmerz und Angst, Stress und Müdigkeit, Hinfälligkeit, Abgeschlagenheit und Lustlosigkeit.

In diesem Szenario erfahren NEM zunehmend an Bedeutung, erkennbar an jährlichen Zuwachsraten von fünf Prozent und mehr als 5000 Neuanmeldungen beim Bundesamt für Verbraucherschutz und Lebensmittelsicherheit (BVL) allein 2017. Unübersehbar ist die Zahl der Mineralstoffe, Vitamine und Enzyme, der Wurzel-, Kräuter-, Pilzextrakte, Diäten und anderer Mittelchen, die die opulent gestalteten Auslagen und Regale von Apotheken, von Drogerie- und Supermärkten füllen. Ein Drittel aller Deutschen erliegt ihrem verlockenden Sog und schluckt – immer häufiger, immer mehr: 2023 gaben sie 3,1 Milliarden Euro für NEM aus. Zwei Drittel gingen auf das Konto von Apotheken, die 40 Prozent aller NEM verkauften. Deren Hersteller bevorzugen die Abgabe in Apotheken ihres seriösen Images wegen.

Suggestion – garniert mit Irreführung

Zwar sind nach Lage der einschlägigen Gesetze Arzneimittel und NEM streng voneinander geschieden, faktisch jedoch ist das keineswegs der Fall, allein durch die Darreichungsform (Tablette, Trinkampulle) der NEM wird ihre Nähe zum Arzneimittel deutlich. Zudem sind Vitamine einerseits bei bestimmten Erkrankungen als Arzneimittel ärztlich verschreibungsfähig, andererseits kommen sie auch als NEM auf den Markt.

So sind z. B. Propolispräparate (»das antibiotische Kittharz aus dem Bienenstock«), um nur ein einziges Mittel herauszugreifen, einerseits als Arzneimittel (»Zirkulin-Halspastillen«) erhältlich, andererseits – bei gleichem Wirkstoffgehalt und nahezu identischer Aufmachung – auch als NEM (»Zirkulin-Hustenpastillen«). Doch damit keineswegs genug: Auch die Platzierung von NEM in den Regalen von Apotheken und Supermärkten stiftet beim Konsumenten Verwirrung und Ratlosigkeit, da sie häufig bunt gemischt mit (frei verkäuflichen) Arzneimitteln, jedoch unter der Regalbeschriftung »Arzneimittel« vom Handel präsentiert werden. Eine eindrucksvolle Fotodokumentation dieser Täuschungsmanöver ist bei der Verbraucherzentrale NRW abrufbar (ernaehrung@verbraucherzentrale.nrw).

Freilich, zumindest den Schein der Seriosität aufrechtzuerhalten, ist auch manchem NEM-Hersteller nicht unwichtig: »Wer sich gesund ernährt, auf ausreichend Bewegung achtet und keine Beschwerden hat, braucht unsere Produkte nicht«, so der Orthomol-Hersteller Nils Glagau in einem Interview. Auf wen aber treffen diese drei Bedingungen schon zu? Also: kaufen und schlucken. Und die wirklich Kranken? Auch für sie findet Herr Glagau die richtigen Worte: »Wir versprechen keine

Allheilmittel, sondern setzen auf die Begleitung von ärztlichen Therapien.« Was er nicht sagt, aber suggeriert: Verzichtest du, lieber Patient, auf unsere »Begleitung«, entgeht dir eine optimale Behandlung. Quintessenz: Ob krank oder gesund, wenn etwas gut ist – wie eine *lege artis* (kunstgerecht) erfolgende ärztliche Therapie –, muss mehr davon besser sein. Ein ebenso populärer wie unausrottbarer Irrtum, der unsere Vitaminomanie auf den Punkt bringt.

Vitamine – die neuzeitlichen Hostien

Insbesondere vier verbreitete Substanzgruppen – Vitamine, Antioxidantien, Immun- und Ayurveda-Präparate – versprechen, selbstredend unterlegt mit »Expertenwissen«, die einschlägigen Erwartungen des Publikums zu erfüllen, als da sind: Vorbeugung chronischer Erkrankungen; Stärkung des Immunsystems; Verzögerung des Alterungsprozesses und Verbesserung der körperlichen und mentalen Performance.

Für die Gesundheit eines jeden Menschen ist die Zufuhr von Vitaminen und Spurenelementen uneingeschränkt notwendig. Indes ist sie bei ausgewogener Ernährung und ausreichendem Aufenthalt im Freien (Vitamin-D-Bildung durch Sonne) sichergestellt. Das konstatieren neben etlichen evidenzbasierten wissenschaftlichen Studien nicht zuletzt die Deutsche Gesellschaft für Ernährungsmedizin und das Bundesinstitut für Risikobewertung. Allein Schwangere und Stillende, chronisch Kranke, Menschen mit Magen-Darm-Erkrankungen, Dialysepatienten, Veganer, Leistungssportler und Menschen mit Essstörungen bedürfen der Substitution, wenn denn auf natürlichem Weg ihre ausreichende Aufnahme nicht sicherzustellen ist. Den Gipfel des Unfugs stellen zweifellos die Rauchervitamine dar: Nicht nur, dass sie nutzlos sind, das *Deutsche Ärzteblatt* berichtete schon 2008, dass die in ihnen enthaltenen Betacarotine, Vitamin E und Selen das Lungenkrebsrisiko keineswegs senken, sie erhöhen es vielmehr!

Diverse hochrangige Studien aus den USA belegen, dass weder die Vitamine A, C, D und E noch Mineralien oder Fischölkapseln kardiovaskulären Erkrankungen vorbeugen oder ihre Therapie günstig beeinflussen; Gleiches gilt für Krebserkrankungen. Ein Eingreifen der Food and Drug Administration (FDA), der obersten Lebens- und Arzneimittelüberwachungsbehörde der USA, fordern namhafte amerikanische Ärzte, die resümieren: »Unsere Bevölkerung füllt ihre Toiletten mit teurem Urin und überantwortet ihr Schicksal wertlosen und zuweilen gefährlichen Versprechen in Pillen- und Tropfenform.«

Denn ein Überangebot an wasserlöslichen Vitaminen scheidet der Körper stets über die Nieren aus (z. B. gelber Harn bei Vitamin-B-Einnahme), eines an fettlöslichen Vitaminen (A, D und E) speichert er mit der möglichen Folge eines erhöhten Krankheitsrisikos, etwa für Nierensteine bei Vitamin-D-Überdosierung.

Antioxidantien – Radikalenfänger oder Rattenfänger?

Antioxidantien, sogenannte Radikalenfänger, bezeichnen eine heterogene Stoffgruppe (Vitamine A, E und C, Selen, Polyphenole, Carotinoide u. a.), die im Körper anfallende und ihn schädigende hoch reaktive Sauerstoffverbindungen (Radikale) neutralisiert. Vermarktet werden sie als »aktiver Zellschutz« und vorbeugende Mittel für zahllose Erkrankungen, unter ihnen

Tumoren, Demenz und sportbedingte Muskelschmerzen. Indes, Antioxidantien, die unser Körper zweifellos benötigt, bildet er zum Teil selbst, zum Teil sind sie in allen gängigen Nahrungsmitteln, von Kaffee bis zu Gemüse, in Hülle und Fülle enthalten!

Weder verringern Antioxidantien sportbedingte Muskelbeschwerden, wie in 50 Studien nachgewiesen wurde, noch beugen sie – ebenso wie Ginkgo – auch nur im Geringsten der Alzheimer-Demenz vor, wie seriöse Studien darlegen konnten. Und nicht nur das. Für Antioxidantien gilt Ähnliches wie für Vitamine: »Grundlagenwissenschaftliche Untersuchungen legen zumindest nahe, dass eine hoch dosierte Supplementierung mit Antioxidantien bei bestimmten Tumoren, wie Melanomen und Lungenkarzinomen, die Tumorprogression und Metastasierung verstärken kann (...) auch bei Vitaminen kann die Dosis das Gift machen«, so z. B. Professor Wilhelm Bloch von der Deutschen Sporthochschule Köln.

Ayurveda – hochtoxische »Naturarznei«

Auch Ayurveda-Präparate, die sich als »reine Naturarzneien« verstehen, erfreuen sich in Form von NEM großer Beliebtheit. Vor ihnen kann nicht eindringlich genug gewarnt werden: Seit 1978 wurde in mehr als 80 Studien nachgewiesen, so das renommierte medizinische Journal *The Lancet*, dass ihnen toxische Mengen an Blei, Quecksilber und Arsen zugesetzt werden, die laut WHO die Maximalbelastung im Blut bis zum Achtfachen überschreiten; Substanzen, die von der Weltgesundheitsorganisation allesamt als krebserregend eingestuft sind.

Orthomolekulare Medizin – für jeden und alles

Linus Pauling, der im Alter von 92 Jahren verstorbene Nobelpreisträger für Chemie, gilt als Wegbereiter der orthomolekularen Medizin – einer alternativen Heilmethode, die auf dem gezielten Einsatz von Vitaminen, Mineralstoffen und Spurenelementen basiert. Im Mittelpunkt dieser Methode steht die Annahme, dass ein biochemisches Ungleichgewicht im Körper Krankheiten verursacht, das durch die gezielte Zufuhr von Nahrungsergänzungsmitteln ausgeglichen werden kann. Bislang wurde jedoch kein wissenschaftlicher Nachweis für die Wirksamkeit dieser Methode erbracht.

Dennoch boomen Orthomol-Produkte. Das auf zahlreichen Mikronährstoffen basierende Orthomol kommt in insgesamt 29 Varianten als Allzweckwaffe daher: als Orthomol immun, natal, mental, beauty, femin, arthroplus, fertil plus … Noch Fragen? Die beantwortet Professor Peter Sawicki, langjähriger Leiter des Instituts für Qualität und Wirtschaftlichkeit im Gesundheitswesen (IQWiG), lakonisch und knapp: »Orthomol immun hat weder als Einzelstoff noch als Kombination eine Wirkung bei der Prävention von Erkrankungen.« Und das *Arznei-Telegramm* urteilt: »Angesichts des nicht nachgewiesenen Nutzens sowie gravierender Bedenken raten wir von Produkten der orthomolekularen Medizin ab.«

Zu guter Letzt: Gemäß einer umfassenden Analyse von fast 400 000 gesunden US-Erwachsenen, die über mehr als 20 Jahre nachverfolgt wurden, fanden Wissenschaftler keinen Zusammenhang zwischen der regelmäßigen Einnahme von Multivitaminpräparaten und einem geringeren Sterberisiko. Im Gegenteil: Die Daten liefern sogar Anhaltspunkte für ein um etwa vier Prozent erhöhtes Mortalitätsrisiko!

Fazit: Nahrungsergänzungsmittel sind buchstäblich in aller Munde. Eine milliardenschwere Industrie befeuert mit uneinlösbaren Versprechen die Heilserwartungen Gesunder wie Kranker – zur Freude der Hersteller. Ihnen garantieren NEM wohl auch weiterhin immense Umsätze und Renditen. Ihre Konsumenten indes erliegen der Verheißung eines gesunden, fitten und langen Lebens. Doch der Faktencheck widerspricht: enttäuschte Hoffnungen, verbranntes Geld.

KAPITEL 14

Individuelle Gesundheitsleistungen (IGeL)

Individuelle Gesundheitsleistungen, die bereits erwähnten IGeL, sind Leistungen, die von Ärzten angeboten werden, aber nicht im Leistungskatalog der Gesetzlichen Krankenkassen enthalten sind. Ihre Kosten sind daher nach der Gebührenordnung für Ärzte (GOÄ) abzurechnen und vom Patienten selbst zu tragen.

Sie umfassen Leistungen unterschiedlicher Art: Zum einen solche, die über das vom Gesetzgeber definierte präventive oder kurative Maß einer ausreichenden, zweckmäßigen und wirtschaftlichen Patientenversorgung hinausgehen. Zu ihnen zählen mehrere Hundert nicht evidenzbasierte Leistungen, z. B. Früherkennungsuntersuchungen wie Eierstock-Ultraschall, Vitaminchecks, Knochendichtemessungen, die Messung des Augeninnendrucks, kosmetische Korrekturen, reisemedizinische Leistungen sowie Gutachten und Atteste. Zum anderen handelt es sich um diagnostische Verfahren, die die Kassen nur dann erstatten, wenn ein konkreter Verdacht auf eine Erkrankung oder ein begründetes Risiko für eine solche besteht, z. B. für das Prostatakarzinom. Letztlich geht es bei IGeL in zahlreichen Fällen um Leistungen, deren Wirkung und Nutzen nicht nur nicht nachgewiesen ist, sondern deren Schaden (tendenziell) größer ist als ihr Nutzen.

Aus mehreren Gründen sind IGeL umstritten: Von verschiedener Seite wird kritisiert, dass Ärzte mit ihnen nicht allein die Wünsche ihrer Patienten erfüllen wollen, sondern Eigeninteressen im Sinne ihrer Einkommenssteigerung verfolgen. Und dies, obwohl zahlreiche der von ihnen angebotenen Leistungen wissenschaftlicher Evidenz nicht genügen. Zweifellos sind sie für Ärzte ein einträgliches Geschäft: Derzeit wird mit IGeL ein Gesamtumsatz von mindestens ca. 1,5 Milliarden Euro pro Jahr erzielt; heruntergerechnet auf eine Arztpraxis mit einem durchschnittlichen jährlichen Kassenumsatz von 160 000 Euro sind das 8000 Euro für individuelle und vom Patienten selbst zu tragende Gesundheitsleistungen, das entspricht Mehreinnahmen von fünf Prozent. Deshalb informieren viele Ärzte Patienten, die oft selbst den Wunsch nach einer IGeL äußern, nicht ausreichend über Risiken und mögliche Schäden, wie es ihre Pflicht wäre. Dies ist ethisch ebenso problematisch wie die Tatsache, dass Patienten häufig vonseiten der Ärzte unter Druck gesetzt werden, eine IGeL zu akzeptieren.

Wissenschaftlich – das heißt im Einklang mit medizinischen Leitlinien – bewertet werden IGeL vom sogenannten IGeL-Monitor, der seinerseits seit 2022 vom Medizinischen Dienst Bund betrieben wird. Ihm gehören Vertreter des Medizinischen Dienstes des Spitzenverbandes Bund der Krankenkassen e. V. sowie externe Wissenschaftler an, insgesamt 55 Personen. Für 2022 lautet ihre Bilanz: »Wenig Nutzen, aber viel Verunsicherung durch IGeL«. Insgesamt gab es für 61 IGeL folgende Bewertungen:

positiv: 0
tendenziell negativ: 25
tendenziell positiv: 2
negativ: 4
unklar: 22
ohne Bewertung: 8

An der Spitze der zehn meistverkauften IGeL stehen die Augeninnendruckmessung zur Glaukom-Früherkennung (grüner Star) und der Ultraschall der Eierstöcke zur Krebsfrüherkennung. Letzterer gehört zu den mit »negativ«, Ersterer zu den mit »tendenziell negativ« bewerteten individuellen Gesundheitsleistungen.

Wie aber sind diese negativen Bewertungen zu erklären? Für den Eierstock-Ultraschall gilt, dass bisher nicht nachgewiesen werden konnte, dass durch eine jährliche Untersuchung eine Früherkennung dieses Tumors möglich ist. Auch der Berufsverband der Frauenärzte rät von ihr ab, es sei denn, die betroffene Frau habe Symptome oder eine erbliche Vorbelastung. Als sinnvoll erachtet wird dagegen für Frauen im fortgeschrittenen Lebensalter die jährliche als Kassenleistung angebotene Tastuntersuchung des inneren Genitals.

Ähnliches gilt für die Messung des Augeninnendrucks zur Früherkennung eines Glaukoms: Es gibt keine Hinweise dafür, dass bei symptomlosen Patienten die Messung des Augeninnendrucks zur Verhinderung eines Glaukoms von Nutzen ist; vielmehr sind Schäden durch die Messung selbst möglich, wenn auch selten. Als »tendenziell positiv« wurden vom IGeL-Monitor allein die Akupunktur bei Migränekopfschmerz und die Lichttherapie bei saisonaler Depression bewertet.

Was man als Patient vor der möglichen Inanspruchnahme einer IGeL beachten sollte

- Der Arzt ist verpflichtet, den Patienten über Nutzen und mögliche Schäden der betreffenden IGeL umfassend zu informieren und aufzuklären. Wichtig sind vor allem ärztliche

Antworten auf die Fragen: Warum ist diese IGeL nützlich? Warum zahlt die Kasse sie nicht? Welche Risiken gibt es? Was kostet die IGeL?

- Keinesfalls sollte man sich vom Arzt zu einer Entscheidung für oder gegen eine IGeL drängen lassen. Zudem ist es ihm untersagt, eine Kassenleistung von der Inanspruchnahme einer IGeL abhängig zu machen (was durchaus vorkommt!).
- Lassen Sie sich vor einer IGeL von Ihrer Krankenkasse beraten; auch deswegen, weil sie unter bestimmten Umständen die Kosten für eine IGeL übernimmt.
- Nützlich ist es, den IGeL-Monitor zu Rate zu ziehen, der im Internet unter www.igel-monitor.de (Stichwort: alle bewerteten IGeL) mehrere Hundert Leistungen beurteilt.

KAPITEL 15

Die elektronische Patientenakte (ePA)

Bei der digitalen Transformation unserer gesundheitlichen Versorgung steht Deutschland im Vergleich zu anderen Ländern (die weniger strenge Anforderungen an den Datenschutz haben) immer noch am Anfang. Als ein zentrales Element dieses Unterfangens hat sich während der letzten Jahrzehnte die elektronische Patientenakte (ePA) als Leuchtturmprojekt herauskristallisiert. Ihre Einführung ging nach mehr als zwei Jahrzehnten der Planung und Vorarbeiten Mitte Januar 2025 sukzessive in die flächendeckende Umsetzung. Seit dem 29. April 2025 wird bundesweit zunächst für alle gesetzlich Versicherten automatisch eine ePA angelegt. Wer sie nicht nutzen möchte, kann auf verschiedenen Wegen Widerspruch bei seiner Krankenkasse einlegen.

Die digitale Sammelmappe, in der alle bedeutsamen Dokumente und Informationen zum Gesundheitszustand und zur Krankengeschichte eines Krankenversicherten gespeichert sind, verfolgt im Wesentlichen zwei Ziele: Zum einen soll sie den Austausch und die Nutzung von Gesundheitsdaten und medizinischen Befunden zwischen den Anbietern von Gesundheitsdienstleistungen vorantreiben und so die medizinische Versorgung unterstützen, sie transparenter, einfacher und sicherer machen. So können etwa unnötige Klinikeinweisungen reduziert, Doppeluntersuchungen vermieden, gefährliche Medikamentenwechselwirkungen erkannt und dadurch jährlich bis zu 65 000 Todesfälle verhindert werden.

Zum anderen zielt die ePA auf eine Stärkung der Souveränität des Patienten im Sinne einer Erweiterung seines Entscheidungsspielraums und damit seiner informationellen Selbstbestimmung. Grundlage für Letzteres ist die Vorgabe, dass Patienten alleine entscheiden, welche Daten in die ePA eingestellt und dort gespeichert werden und wer Zugriff auf sie erhält. (Sicher wird manch ein Patient es untersagen, zum Beispiel den HIV-Status oder einen Schwangerschaftsabbruch in die ePA aufzunehmen.)

Doch die ePa spaltet die Gemüter: Für die Befürworter zählen der schnelle Zugriff auf medizinische Daten, die einfachere Koordination zwischen Ärzten und damit verbunden die Zeitersparnis. Skeptiker fürchten hingegen Datenschutz- und Sicherheitsrisiken, durch die sensible Gesundheitsdaten in falsche Hände geraten könnten.

Insbesondere zur Bedeutung und Wertung des hierzulande so hoch angesiedelten Datenschutzes gibt es kontroverse Auffassungen und Befunde. Der Chaos Computer Club (CCC) beispielsweise wies im Oktober 2024 auf erhebliche Manipulationsmöglichkeiten und Sicherheitslücken in der ePA hin. Das Bundesgesundheitsministerium sagte daraufhin zu, derartige Mängel definitiv und umgehend zu beheben.

Datenschutz in dem Sinne, dass »Angreifern der Zugriff auf sämtliche digitalen Patientenakten möglich wäre«, wie es der CCC formuliert, ist also eine zentrale und unbedingt einzuhaltende Voraussetzung bei der Einführung der ePA.

Andererseits: Auch Daten retten Leben! Zwar hat, wie ausgeführt, der Patient das Recht, die Anlage einer ePA abzulehnen; dies sei indes zu ergänzen durch ein Recht auf den

Dateneinsatz zur Behandlung des Patienten, so der Charité-Mediziner Professor Christof von Kalle. Konkret: Die Aufklärung des Patienten über den Datenschutz muss also auch die Gefahren deutlich machen, denen er sich aussetzt, wenn er die ePA verweigert.

Die wichtigsten Fragen und Antworten zur elektronischen Patientenakte

Wer legt die ePa an?

Alle gesetzlich Versicherten erhalten ab dem 29. April 2025 automatisch eine ePA, eingerichtet von der jeweiligen Krankenkasse. Die ePA wird durch Einlesen der Versicherungskarte beim Arzt oder im Krankenhaus aktiviert. Der Zugriff von niedergelassenen oder Klinikärzten auf die ePA gilt dann zunächst für 90 Tage; er kann darüber hinaus vom Versicherten verlängert werden.

Auch erste Privatversicherungen bieten ihren Mitgliedern eine ePA mittels einer speziellen App an, über die der Versicherung die Zugriffsberechtigung erteilt wird.

Wie kann ich der Anlage einer ePA widersprechen?

Jeder Versicherte kann bei seiner Krankenkasse zu jeder Zeit Widerspruch gegen die Anlage einer ePA insgesamt oder das Einstellen einzelner Dokumente erklären (sogenanntes Opt-out). Dies geschieht über die zugehörige Krankenkassen-App, schriftlich per Brief oder über ein Kontaktformular auf der Webseite der Krankenkasse. Nach Angaben der größten deutschen Krankenkasse, der Techniker Krankenkasse, haben bisher nur wenige Versicherte, nämlich ca. fünf Prozent, der Anlage einer ePA widersprochen.

Welche Daten und Befunde lassen sich in der ePA speichern?

Mit der Nutzung einer automatisierten und digital vorliegenden Patientenakte verpflichten sich behandelnde Ärzte dazu, Arztbriefe, alle ärztlich erhobenen Befunde (z. B. bildgebende Verfahren), Laborwerte, Medikationspläne, Mutterpass, Impfausweis, Zahnbonusheft und vieles andere mehr darin abzulegen. Bei Kindern außerdem etwa das Kinderuntersuchungsheft (»gelbes Heft«), den sogenannten Notfall-Datensatz (das sind bestimmte Daten zur persönlichen Gesundheit, die Ärzte benötigen, um Sie bei einem medizinischen Notfall richtig zu versorgen) sowie persönliche Dokumente, z. B. Blutdrucktagebücher oder E-Rezepte. Patienten können auch ältere Dokumente aus eigenem Besitz in die ePA hochladen und dort speichern. Dazu müssen die Dokumente mit dem Handy abfotografiert oder eingescannt und anschließend in die App geladen werden.

Wer hat Einsicht in die ePA?

Ärzte, Zahnärzte, Apotheken, Pflegepersonal, Hebammen, Physiotherapeuten, Diätassistenten und Psychotherapeuten. Die Krankenkassen haben keinen Einblick in die ePA.

Über die App kann man zusätzlich steuern, wer auf welche Daten in der ePA des Versicherten zugreifen darf und für wie lange. Außerdem können Dokumente auch so eingestellt werden, dass niemand außer dem Versicherten selbst Zugriff auf sie hat. Jeder Zugriff auf die ePA wird zudem protokolliert und ist für den Inhaber einsehbar.

Gibt es die ePA auch für Kinder und Versicherte ohne elektronische Medien?

Für Kinder gilt, dass ihre ePA bis zum ihrem 16. Geburtstag von einem ebenfalls gesetzlich versicherten sorgeberechtigten Vertreter verwaltet wird. Versicherte ohne elektronische

Medien, insbesondere ältere Menschen, können ihre ePA auch ohne Smartphone, PC oder Tablet nutzen, allerdings nur passiv. Sie legen die Pflege ihrer Akte vertrauensvoll in die Hände ihrer behandelnden Ärzte, denen sie zuvor die Ermächtigung dazu erteilt haben.

Da die ePA hinsichtlich ihrer Weiterentwicklung, ihrer Organisation und Umsetzung ein komplexes Konstrukt ist, kann ich hier nicht auf alle Einzelheiten eingehen. Vertiefende Informationen finden sich auf der Webseite des Bundesgesundheitsministeriums, Stichwort: Die ePa für alle.

Meine Empfehlung zur ePA

Ich rate, der Anlage einer ePA und ihrer Nutzung durch die vom Versicherten ermächtigten Personen und Institutionen zuzustimmen, das heißt ihr nicht zu widersprechen. Die Vorteile der ePA überwiegen ihre noch bestehenden Schwächen und Unvollkommenheiten bei Weitem. Obwohl die Ausreifung der ePA noch einiger Zeit bedarf, dürfen nach meinem Dafürhalten die Versicherten darauf vertrauen, dass die ePA heute schon eine verbesserte Versorgung durch schnellen Zugriff auf wichtige Informationen bedeutet.

KAPITEL 16

Bevor die Krankheit gewinnt: Chancen und Risiken der Prävention

Die folgenden Seiten möchte ich Ihnen besonders ans Herz legen, ist es doch eine triviale Wahrheit, dass Vorbeugen (Prävention) besser ist als Heilen. Prävention ist zweifellos kein Allheilmittel zur Verhinderung von Krankheit und eingeschränkter Lebenserwartung, doch wird ihr Potenzial individuell wie kollektiv gesehen nach wie vor unterschätzt. Andererseits ziehen manche Präventionsangebote und -strategien auch zu Recht Kritik auf sich. Zu ihnen zählen derzeit häufig diskutierte, beworbene und individuell wahrzunehmende Vorsorgemaßnahmen, die eben deswegen viele Leser besonders interessieren dürften: das Brustkrebs- und Prostatakrebs-Screening sowie die Darmkrebsvorsorge (die bereits im Fernsehen beworben wird!). Auf sie gehe ich im Abschnitt über Sekundärprävention ausführlich ein. Zuvor aber möchte ich einen Einblick in den Stand und die Perspektiven der Präventionsproblematik geben.

Eine kurze Geschichte der Gesundheitsvorsorge

Krankheitsprophylaxe wurde schon von den antiken Ärzten Hippokrates und Galen als grundlegend für ein gesundes Leben erachtet und gehört seit jeher auch zum Kanon des ärztlichen Auftrags. Hierzulande war es der Arzt Christoph Wilhelm Hufeland (1762–1836), der sie in seinem 1797 erschienenen Buch *Makrobiotik oder die Kunst, das menschliche Leben zu verlängern* erstmals formulierte und unter anderem dazu riet, »täglich eine Stunde spazieren zu gehen«. Sein Plädoyer für »sanfte Behandlungen« und eine auf Rohkost basierende Ernährung mag heute angesichts schweißtreibender Trainingsangebote in derzeit 7600 deutschen Fitnessstudios und übervoller Regale mit Nahrungsergänzungsmitteln in Drogeriemärkten und Apotheken eher belächelt werden. Indes ist das Konzept der Krankheitsvorbeugung – heute Prävention, genauer Krankheitsprävention genannt – aktueller denn je. Es ist längst ebenso programmatischer wie hochkomplexer Bestandteil heutiger Gesundheitspolitik, wenn auch mit erheblichen Vollzugsdefiziten. Prävention beinhaltet sowohl sozialethische wie individualethische Aspekte: Erstere verpflichten den Staat und das öffentliche Gesundheitswesen zu angemessenen Maßnahmen, Gesundheitsgefährdungen für das Individuum wie für die Gesamtgesellschaft zu minimieren; Letztere thematisieren die Verantwortung des einzelnen Menschen für seine eigene Gesundheitsvorsorge.

Historisch betrachtet wurzelt die staatliche Gesundheitsvorsorge in der mittelalterlichen Seuchenabwehr: Beispielsweise wurden in Venedig 1486 angesichts der Pest Gesundheitsräte eingesetzt, die verdächtige Personen unter Quarantäne stellten und in Pesthäusern isolierten sowie den Warenverkehr und Versammlungen unterbinden konnten. Im 18. Jahrhundert durfte die »medicinische Policey« vielerorts gar in Fortpflanzung, Ernährung, Kleidung u. a. eingreifen. Nicht unerwähnt bleiben darf, dass die Idee der Gesundheitsvorsorge auch pervertiert werden kann. Dann nämlich, wenn sie sich ideologisch verselbstständigt oder gar zur Stigmatisierung und Ausgrenzung Kranker führt, wie deren massenhafte Vernichtung auf der Basis der Eugenik im Nationalsozialismus belegt.

Krankheitsprävention (lat. *prävenire* = zuvorkommen, verhüten) bezeichnet ganz allgemein Maßnahmen, die dazu dienen, unerwünschte oder gar gefährliche Ereignisse und/oder Schäden, die der Gesundheit abträglich sind, zu verhindern oder wenigstens zu begrenzen. Dem Staat erwachsen dabei in seiner Funktion als Gesetzgeber gewisse Verpflichtungen – vorgegeben insbesondere durch die Artikel 1 und 2 des Grundgesetzes (Grundrecht auf Leben und körperliche Unversehrtheit) –, dem Einzelnen wie der Gesamtgesellschaft diesbezüglich einen Minimalstandard zu garantieren. Dabei können die Themenfelder und Maßnahmen staatlich geförderter oder in Gesetze gegossener Krankheitsprävention sich auf einzelne Individuen, besondere Risikogruppen oder eine ganze Population beziehen. Die Maßnahmen schließen gesetzgeberische, soziale, medizinische, psychologische und pädagogische Eingriffe ein, die von den Angehörigen der entsprechenden Professionen erarbeitet wurden und angeboten werden. Sie umfassen etwa massenmediale Kampagnen (z. B. gegen Übergewicht, Depressionen); sie reichen von der Masern-Impfpflicht über die Fluoridierung des Trinkwassers, die Gurtpflicht im Pkw bis hin zum Angebot von Vorsorge- und Screening-Verfahren zwecks frühzeitiger Diagnose von Tumorerkrankungen oder Rehabilitationsmaßnahmen z. B. nach einem Hüftgelenksersatz.

Effektive Krankheitsprävention ist ohne wissenschaftliche und praktische Kenntnis über Krankheitsverläufe und ihre vielfach symptomlosen Vorboten nicht denkbar. Das *Referenzwerk Prävention und Gesundheitsförderung* führt hierzu aus: »Werden die Voraussetzungen für das Eintreten der Krankheit früh erkannt und die Regeln des Krankheitsverlaufs antizipiert, können gezielte Interventionen zur Abwendung des Ereignisses ›Krankheit‹ und/oder seine Folgen eingeleitet werden. Der Erfolg der präventiven Intervention wird daran gemessen, in welchem Ausmaß der zu erwartende Krankheitsausbruch und/oder der sich verschlimmernde Krankheitsverlauf gemindert oder sogar verhindert werden können.«

Üblich ist eine Präventionsstrategie, die mehrere Ebenen umfasst: Als Primärprävention setzt sie vor Krankheitsausbruch ein, als Sekundärprävention dient sie der Krankheitsfrüherkennung, und als Tertiärprävention zielt sie bei bereits eingetretener, zumal chronischer Krankheit darauf, Spätschäden zu minimieren, Rezidiven zuvorzukommen und die Lebensqualität bestmöglich zu erhalten.

Primärprävention

Sie richtet sich an gesunde, symptomfreie Menschen mit dem Ziel der Krankheitsverhütung, der Risikominimierung und der Minderung der Eintrittswahrscheinlichkeit einer Erkrankung einer einzelnen Person oder in einer Population. Primärprävention soll also einsetzen und wirksam werden, wenn noch keinerlei pathologische Veränderungen vorliegen; vielmehr will sie möglichen Krankheitsursachen und Krankheitsrisiken zuvorkommen. Epidemiologen formulieren es so: Primärprävention will die Neuerkrankungsrate (Inzidenz) in einer Bevölkerung und/oder die Eintrittswahrscheinlichkeit einer Erkrankung beim einzelnen Menschen senken.

Verhaltensprävention

Grundsätzlich kann Primärprävention auf zwei Ebenen ansetzen: am Verhalten des einzelnen Menschen bzw. von

Menschengruppen (Verhaltensprävention) und an den Verhältnissen, unter denen Menschen leben und arbeiten (Verhältnisprävention). Im Zentrum der Präventionspolitik steht seit jeher die Verhaltensprävention, die mit den Mitteln überkommener Gesundheitsaufklärung und Belehrung (z. B. Verzicht auf Tabakerzeugnisse, gesunde Ernährung, körperliche Bewegung) versucht, insbesondere auf die jüngeren Generationen einzuwirken. Sie fokussiert auf die verbreiteten Volkskrankheiten wie die Herz-Kreislauf-Erkrankungen, Diabetes und Krebs. Dieser Ansatz hat sich als nur wenig effektiv erwiesen, weil er die Einbindung der Menschen in ihre eigenen Lebenswelten und Lebensbedingungen, die sich vielfach mehr oder weniger hemmend auf eine Verhaltensänderung auswirken, außer Acht lässt. Ein folgenschweres Defizit alleiniger Verhaltensprävention liegt zudem in der Tatsache begründet, dass gerade sozial benachteiligte und damit besonders hohen Risiken ausgesetzte Menschen (Armut, Einkommensschwache, Bildungsferne) von ihr, wenn überhaupt, nur unzureichend erreicht werden; eine Tatsache, die auch als Präventionsdilemma bezeichnet wird.

»Von ihm sind besonders«, so einer der führenden Gesundheitswissenschaftler, Professor Dr. Rolf Rosenbrock, in einer persönlichen Mitteilung an mich, letztgenannte Menschen deswegen betroffen, »weil gesundheitsriskante Verhaltensweisen oft integraler Bestandteil ihres Milieus, ihrer ›Lebensführung‹ bzw. ihres ›Habitus‹ sind, die nicht sozusagen sozialchirurgisch herausgelöst werden können. Deshalb tritt die ›Lebenswelt‹-Prävention gewissermaßen einen Schritt zurück und stellt die Frage, unter welchen Bedingungen die eigene Gesundheit überhaupt wichtig werden kann, und zwar so wichtig, dass sie Handlungen/Veränderungen auslösen. Deshalb die Betonung auf den Gesundheitsressourcen *Selbstwertgefühl*, *Selbstwirksamkeit*, *Vernetzung* und *Sinn*: Und die können auch nicht durch

Kurse beigebracht werden, sondern allein durch praktisches Erproben und Tun – das ist der Hintergrund für die starke Betonung der direkten Entscheidungsteilhabe in den guten ›Lebenswelt‹-Projekten.«

Verhältnisprävention

Verhältnisprävention hingegen zielt auf die Tatsache, dass die vielfältigen mit Stress einhergehenden Lebenslasten, der Arbeitsdruck sowie die Umweltbedingungen (Schadstoffe!), unter denen zu leben nahezu alle Menschen genötigt sind, zur Krankheitsentstehung wesentlich beitragen. Standen bis weit ins 20. Jahrhundert hinein die Infektionskrankheiten im Fokus der Verhältnisprävention, so sind es heute die bereits genannten großen, auf multiplen Ursachen beruhenden Volkskrankheiten (mögen auch die SARS-CoV-2-Epidemie und die AIDS-Epidemie zu einer gewissen Renaissance der Infektionsprophylaxe wie Hygiene, Impfung, Safer Sex geführt haben). Einen hohen Stellenwert in der Verhältnisprävention genießt bereits seit vielen Jahren die Verminderung der Exposition (des Ausgesetztseins) der Bevölkerung gegenüber chemischen und physikalischen Noxen (Stoffe mit einer schädigenden Wirkung auf unseren Organismus), einschließlich bakterieller Erreger in Wasser, Luft und Nahrungsmitteln, neuerdings auch Pestiziden. Hier spielt die immer wieder aufflammende Diskussion zwischen wirtschaftlichen Interessen und Gesundheitsschutz um die Festlegung von Grenzwerten und Verboten, gerade auch im Umwelt- und Arbeitsschutz, eine zentrale Rolle. Allzu oft bleibt der Gesundheitsschutz dabei auf der Strecke.

Zahlreich sind die Hinweise darauf, dass intendierte individuelle Verhaltensänderung dauerhaft nur gelingen kann, wenn die Interventionsstrategien die sozialen Lebensumstände (Verhältnisse!) mit einbeziehen bzw. von ihnen ihren Ausgang nehmen und mit ihnen in Wechselwirkung treten: in Familie und Schule, in Kitas, am Arbeitsplatz und in den Kommunen.

Adressaten und Akteure der Verhältnisprävention sind in erster Linie der Staat, dem eine weitgehende Gesetzgebungskompetenz bezüglich des gesellschaftlichen Gesundheitsschutzes zukommt, sowie die Krankenkassen; hinzu kommen Verbände und Vereine, die im Auftrag des Staates handeln und von ihm gefördert werden. Bedauerlich ist, dass trotz des 2016 in Kraft getretenen Präventionsgesetzes die Veränderung sozialer Verhältnisse auf zahlreiche Hindernisse stößt, wie beispielsweise bei einer ausreichenden Bereitstellung von Ressourcen, und damit deutlich hinter dem Anspruch einer effektiven Verhältnisprävention zurückbleibt.

Ebenfalls auf den Punkt brachte es schon 2015 der Gesundheitswissenschaftler Professor Rolf Rosenbrock in einem Interview: »Ohne Frage ist es extrem wichtig, dass hierzulande jeder Mensch unabhängig von seiner wirtschaftlichen Situation und sozialen Lage vollen Zugang zu einer hochwertigen Krankenversorgung hat. Allerdings wird die Bedeutung der Medizin regelmäßig krass überschätzt, sowohl von der Bevölkerung als auch von der Politik. Das ist einer der Gründe, warum es zu einer Fehlleitung von Ressourcen kommt. Zum einen ließe sich dieselbe Qualität der Krankenversorgung auch mit weniger Geld erreichen. Zum anderen müsste die Gesundheitspolitik viel mehr für die eigentliche Verhütung von Krankheiten tun. Immerhin ist es ein wichtiger Akt, dass das kürzlich von der Regierung vorgelegte Präventionsgesetz, das aller Voraussicht nach noch in diesem Jahr verabschiedet und 2016 in Kraft treten wird, einen Schwerpunkt auf die lebensweltbezogene Prävention legt.«

Gesundheitsförderung – Salutogenese

Ein jüngerer Ansatz primärpräventiver Strategien legt sein Hauptgewicht nicht auf die Verhütung oder Senkung pathogener (krankmachender) Faktoren, sondern auf die Förderung der Gesundheit durch Stärkung eigener Ressourcen, d. h. auf salutogene (gesundheitsfördernde) Faktoren, die das Wohlbefinden steigern. Dieses vielschichtige Modell formuliert in seinem Zentrum drei Voraussetzungen, unter denen Menschen (und Menschengruppen) auch unter (hohen) Belastungen eher gesund bleiben:

- Anforderungen und Zumutungen, die sie zu bewältigen haben, müssen weitgehend vorhersehbar und einordnungsfähig sein.
- Es muss die Möglichkeit der Einflussnahme auf Entwicklungen und Ereignisse gegeben sein.
- Es muss die Möglichkeit gegeben sein, unter diesen Bedingungen individuelle und kollektive Ziele anzustreben und zu erreichen.

Wirken diese drei Faktoren – Vorhersehbarkeit, Beeinflussbarkeit und Sinnhaftigkeit – zusammen, entsteht das, was der Vater der Salutogenese, der Soziologe Aaron Antonowsky, den *sense of coherence* (Kohärenzgefühl) nannte, das, eingebettet in eine grundsätzlich positive Sicht auf Lebenssituationen und Herausforderungen, auch Gesundheit entstehen lässt. Sein Konzept hat die Gesundheitswissenschaften nachhaltig befruchtet; es fand 1986 Eingang in die »Ottawa-Charta« der WHO.

Über das Salutogenese-Konzept hinausgehend, formuliert bzw. betont sie mehrere Erweiterungen: Zum einen will sie allen Menschen ein höheres Maß an Selbstbestimmung über ihre

Gesundheit ermöglichen und sie damit zur Stärkung ihrer Gesundheit befähigen. Zum anderen sind die klassischen, allein auf die Senkung von gesundheitlichen Belastungen zielenden präventiven Interventionen um solche der individuellen und kollektiven Potenziale gesundheitsfördernder Ressourcen zu erweitern; letztlich begreift die »Ottawa-Charta« Gesundheit und Krankheit nicht als streng voneinander geschieden, vielmehr als ein Kontinuum, in dem Gesundheit eher als geglückte und Krankheit als missglückte Balance zwischen Gesundheitsbelastungen und Gesundheitsressourcen verstanden wird.

Gesundheitskompetenz

Der Begriff »Gesundheitskompetenz« beinhaltet ein vor mehr als fünf Jahrzehnten als *Health Literacy* entwickeltes Konzept, das ursprünglich im Rahmen schulischer Gesundheitserziehung und der Patientenberatung in den USA Anwendung fand. Danach basiert Gesundheitskompetenz primär auf der Lese- und Schreibfähigkeit von Menschen und umfasst »das Wissen, die Motivation und die Fähigkeit, relevante Gesundheitsinformationen in unterschiedlicher Form zu finden, zu verstehen, zu beurteilen und anzuwenden, um im Alltag in den Bereichen Krankheitsprävention, Krankheitsversorgung und Gesundheitsförderung Urteile fällen und Entscheidungen treffen zu können, die ihre Lebensqualität während des gesamten Lebensverlaufs erhalten oder verbessern«. 2016 wurde Gesundheitskompetenz in der »Charta von Shanghai« zu einem prioritären Ziel der WHO erklärt.

Nach den genannten Kriterien haben einer repräsentativen OECD-Umfrage zufolge mehr als 54 Prozent der deutschen Bevölkerung keine ausreichende Gesundheitskompetenz; unter ihnen vorwiegend Menschen mit geringem Bildungsgrad,

Jugendliche, alte Menschen und Migranten. Nur sieben Prozent der Deutschen verfügen über eine gute bis sehr gute Gesundheitskompetenz. Damit liegt Deutschland nur im Mittelfeld aller OECD-Staaten.

Für den renommierten Gesundheitswissenschaftler Professor Rolf Rosenbrock ist Gesundheitskompetenz indes »mehr als die Aufnahme und Verarbeitung von Informationen, mehr als die angemessene Nutzung von Versorgung und Pflege; im Grunde ist sie eine Lebenskunst, die es Menschen ermöglicht, mit den Zumutungen, Herausforderungen und Chancen des Lebens so achtsam und erfolgreich umzugehen, dass die Balance zwischen Gesundheitsressourcen und Gesundheitsbelastungen immer wieder hergestellt wird, ohne jedoch in die Fallen des Healthismus zu laufen« (gemeint ist damit eine übertriebene Gesundheitsvorsorge). Zu Ende gedacht, heißt dies nicht weniger, als dass die Verwirklichungschancen und damit die Förderung der Gesundheitskompetenz der Bevölkerung in Deutschland einen hochrangigen, stabilen und nachhaltigen Platz auf der gesamten politischen Agenda erhalten und alle gesellschaftlichen Bereiche durchdringen müsste: Familie, Schule, Arbeitsplätze und Medien – indes ein Unterfangen, ein Fernziel, das von manchen Gesundheitswissenschaftlern für unerreichbar, ja für vermessen gehalten wird.

Die Politik hat den Wert der Primärprävention von Krankheit zwar schon vor mehr als 30 Jahren erkannt und bereits 1989 Gesundheitsförderung und Prävention zu einer Leistung der Gesetzlichen Krankenversicherung gemacht. Doch erst 2015 trat nach mehreren gescheiterten Gesetzesinitiativen das »Gesetz zur Stärkung der Gesundheitsförderung und Prävention« (Präventionsgesetz) in Kraft, mit dem Fokus auf Lebensweltorientierung (»Settingansatz«). 2017 einigten sich die Spitzenorganisationen unter Führung des Bundesgesundheitsministeriums auf eine »Allianz Gesundheitskompetenz«, 2018 folgte gar ein »Nationaler Aktionsplan Gesundheitskompetenz«.

An Initiativen und wohlformulierten Programmen, auch an Publikationen und Konferenzen mangelt es also keineswegs, umso mehr jedoch an ihrer Umsetzung. Die wird erschwert oder scheitert aus vielfältigen Gründen: an fehlender Einheitlichkeit (in unserem föderalen Gesundheitssystem ist Gesundheit Ländersache); an fehlender Kooperation zwischen Kassen und den Trägern etwa von Schulen und Kitas; an zu vagen Zielvorgaben u. a.

Fazit: Mag auch Primärprävention mittlerweile theoretisch einen hohen Stellenwert in unserem Gesundheitssystem haben und vielfältige Ansätze aufweisen, so ist und bleibt sie bislang doch ein Stiefkind unseres Gesundheitssystems, dessen Fokus faktisch nahezu ausschließlich auf der Kuration (bei oder nach eingetretener Krankheit) liegt. Gemessen am Potenzial der Präventivmedizin, das niemand bestreitet und immer wieder beschworen wird, besteht zwischen ihr und der Kurativmedizin ein kaum zu rechtfertigendes Ungleichgewicht zugunsten Letzterer, abzulesen nicht zuletzt an den Ausgaben der Sozialversicherungsträger für nicht medizinische Prävention und Gesundheitsförderung. Sie lagen 2022 lediglich bei 630 Millionen Euro, entsprechend 0,12 Prozent der gesamten Ausgaben für Gesundheit von knapp 500 Milliarden Euro.

Primärprävention – mein persönliches Programm

- wöchentliche Gewichtskontrolle (aktuell 80 kg bei 181 cm Körpergröße);
- wöchentliche Blutdruckselbstkontrolle; seit langer Zeit: 120/70 unter Blutdruckmedikation;

- eher »unterkalorische« Nahrungsaufnahme (das heißt täglich weniger als 2000 kcal); nie bis zum Sättigungseintritt; keine Mahlzeit nach 19 Uhr;
- mediterrane Diät = möglichst salzarme Kost (die Basis jeder Blutdruckbehandlung ist); viel Obst, Nüsse und Gemüse, insbesondere Hülsenfrüchte (Erbsen, Bohnen);
- viel Seefisch (Makrele, Lachs); wenig Fleisch (300 g pro Woche);
- Verzicht auf »Süßes«: kein Eis, kein Kuchen, keine Süßgetränke; kein zusätzlicher Zucker in Mahlzeiten und Lebensmitteln;
- keinerlei Weißbrot, ausschließlich Vollkornbrot;
- keine Nahrungsergänzungsmittel;
- täglich (seit Jahren) 800 m Schwimmen;
- acht Stunden Schlaf (ich gehöre zu den Glücklichen, die weder Einschlaf- noch Durchschlafstörungen haben);
- als Alleinstehender pflege ich zahlreiche soziale, insbesondere freundschaftliche Kontakte.

Sekundärprävention

Sekundärprävention umfasst Maßnahmen der *Krankheitsfrüherkennung*, die erwarten lassen, dass symptomlose Erkrankungen so rechtzeitig diagnostiziert werden, dass ihre Manifestation verhindert bzw. ihre Folgen zumindest hinausgezögert werden können. Dazu bedient man sich (auch) der Strategie der Reihenuntersuchungen (Screening) in bestimmten Risiko- oder Zielgruppen.

Screening-Untersuchungen ergeben nur dann Sinn (und ihre Kosten werden nur dann von den Kassen übernommen), wenn das Frühstadium der zu screenenden Erkrankung diagnostisch fassbar ist und die Erkrankung selbst effektiv behandelt werden kann. Zudem sollte ihr Vorhersagewert (sogenannter prädiktiver Wert) möglichst hoch sein und die Vorverlegung des Therapiebeginns auch vom Patienten genutzt werden.

Meist als Reihenuntersuchungen konzipiert, werfen Screening-Verfahren diverse Probleme auf, die spezielle Fragen der Epidemiologie und Wahrscheinlichkeitsrechnung betreffen. Da ihre detaillierte Darstellung hier zu weit führen würde, seien sie nur grob umrissen: Der oben bereits erwähnte (und entscheidende) Vorhersagewert eines Tests ist zum einen abhängig von der Häufigkeit (Prävalenz) der Erkrankung in der zu testenden Population, zum anderen von der Testgüte, d. h. von der Sensitivität und der Spezifität des Tests. Sensitivität bezeichnet die Eignung eines Tests, tatsächlich Kranke auch als solche zu identifizieren, Spezifität seine Eignung, Gesunde auch als tatsächlich gesund zu erkennen.

Und hier liegt der entscheidende Punkt: Kein medizinisches Testverfahren hat Gewissheit zur Folge in dem Sinne, dass es ein 100-prozentig sicheres Ergebnis liefert. Ebendies aber wird den Patienten von vielen Ärzten (und anderen das Screening propagierenden Einrichtungen des Gesundheitssystems) suggeriert, wenn sie, wie es nicht selten geschieht, ihre Patienten vor die Alternative stellen: »Wollen Sie Gewissheit haben oder ein Risiko eingehen?« Und welcher Patient würde sich nicht für Gewissheit entscheiden? In Wahrheit aber hat der Patient nur die Wahl zwischen zwei verschiedenen Risiken. Dies will ich im Folgenden zunächst an der Früherkennung des Brustkrebses durch das Mammographie-Screening verdeutlichen. Es soll dazu beitragen, die beiden Risiken gegeneinander abzuwägen und eine selbstbestimmte Entscheidung zu treffen.

Mammographie-Screening

Brustkrebs (Mammakarzinom) ist in Deutschland mit jährlich ca. 70 000 neu diagnostizierten Fällen die häufigste Krebserkrankung der Frau. Etwa 8 von 100 Brustkrebsfällen sind erblich bedingt. Trägerinnen der sogenannten Brustkrebsgene, einer Mutation der Gene BRCA1 oder BRCA2, haben ein besonders hohes Risiko (bis zu 70 Prozent), im Laufe ihres Lebens an Brustkrebs zu erkranken. An Brustkrebs sterben etwa 17 500 Frauen pro Jahr.

Das Brustkrebs-Screening wurde 2009 eingeführt. Seitdem können Frauen zwischen 50 und (neuerdings) 75 Jahren auf persönliche Einladung und auf Kosten der Krankenkassen alle zwei Jahre an ihm teilnehmen. 2022 lag die Teilnahmequote anspruchsberechtigter Frauen jedoch nur bei 52 Prozent.

Das Screening beruht auf einer Röntgenaufnahme (Mammographie) aus zwei verschiedenen Richtungen, dabei soll die Strahlenbelastung unter der natürlichen Strahlenbelastung (der sogenannten Erdstrahlung) liegen. Alternative Früherkennungsmaßnahmen sind die Ultraschalluntersuchung und die Magnetresonanztomographie (MRT) der Brust; unklar ist bis heute, ob diese Untersuchungen das Risiko, an Brustkrebs zu sterben, senken.

Den nachfolgend genannten Fakten und Zahlen liegen mehrere umfangreiche Studien zugrunde, an der insgesamt mehr als 600 000 Frauen im Alter von 50 bis 69 Jahren über zehn Jahre lang teilnahmen.

Von 1000 Frauen, die nicht an einem Mammographie-Screening teilgenommen hatten, starben innerhalb von zehn Jahren fünf an Brustkrebs, 22 Frauen starben insgesamt an einer Krebserkrankung (Gesamtsterblichkeit inkl. Brustkrebs).

Von 1000 Frauen, die ein Mammographie-Screening durchlaufen hatten, starben innerhalb von zehn Jahren vier an Brustkrebs, 22 Frauen starben insgesamt an einer Krebserkrankung (Gesamtsterblichkeit inkl. Brustkrebs).

Von den 1000 Frauen ohne Mammographie-Screening erhielt (logischerweise) keine ein falsch-positives Ergebnis, bei keiner fanden unnötige Untersuchungen oder gar eine Gewebeentnahme (Biopsie) statt. Bei keiner dieser Frauen wurde die Brustdrüse unnötigerweise teilweise oder vollständig entfernt (Mastektomie).

Von den Frauen mit Mammographie-Screening erhielten 100 eine falsch-positive Diagnose, und bei fünf von ihnen wurde die Brustdrüse teilweise oder vollständig entfernt.

Statistisch gesehen starb in der Gruppe der gescreenten Frauen eine einzige weniger an Brustkrebs als in der nicht gescreenten Gruppe. Diesbezüglich existiert demnach ein Nutzen. Tatsache ist also, dass das Mammographie-Screening das Risiko einer Frau, an Brustkrebs zu versterben, geringfügig vermindert, nicht aber das an einer Krebserkrankung überhaupt! In beiden Gruppen war die Zahl der Frauen, die innerhalb des Beobachtungszeitraums insgesamt an einer Krebserkrankung verstarben (mit 22 Todesfällen) gleich hoch.

Ein Schaden jedoch durch eine falsch-positive Diagnose trat immerhin in 100 Fällen bei denjenigen 1000 Frauen auf, die am Screening teilnahmen, jedoch tatsächlich keinen Brustkrebs hatten: Sie unterzogen sich zumeist unnötigen Biopsien, fünf von ihnen gar einer Teil- oder Komplettentfernung ihrer Brustdrüse oder einer belastenden Chemotherapie. Unzählige Frauen haben solch einen falschen Alarm durchlebt mit der Folge monatelanger Sorgen und Ängste, Beziehungsstörungen zu Partnern und Angehörigen.

Nicht ausgespart werden dürfen falsch-negative Befunde beim Mammographie-Screening. Zwar dürfen Frauen, deren Mammographie-Bild keine Hinweise für Brustkrebs liefert, davon ausgehen, dass bis zum nächsten Screening-Termin (in zwei Jahren) kein Brustkrebs auftritt. Doch das ist keineswegs ausgeschlossen. Daten aus dem deutschen Screening-Programm zeigen, dass bei einer von fünf Frauen mit Brustkrebs die vorherige Mammographie keinen krankhaften Befund zeigte, er also falsch-negativ war. Das kann verschiedene Gründe haben, etwa weil der Tumor sich erst zwischen zwei Mammographien entwickelt hat, manche Tumoren sich röntgenologisch nicht darstellen lassen, das Brustgewebe zu dicht ist oder der Tumor schlicht übersehen wurde. Die Folge: Gescreente Frauen wiegen sich nach einem Mammographie-Screening in falscher Sicherheit.

Ein Wort zur Risikoreduktion, die sich statistisch gesehen immer auf zwei verschiedene Weisen darstellen lässt: als *relative* und als *absolute* Risikoreduktion: Wenn von den gescreenten Frauen 4 von 1000 an Brustkrebs versterben, bei den nicht gescreenten jedoch 5, dann beträgt die relative Risikoreduktion 20 Prozent (4:5), die absolute Risikoreduktion – und auf die kommt es an – jedoch nur 0,1 Prozent (1:1000), mitnichten ein marginaler Unterschied! Doch ebendieser Unterschied zwischen relativer und absoluter Risikoreduktion wird den Frauen in nahezu allen medialen Darstellungen und Aufforderungen von Gesundheitseinrichtungen, die das Brustkrebs-Screening propagieren, verschwiegen, weil sich 20 Prozent Risikoreduktion eindrucksvoller und überzeugender anhören als 0,1 Prozent. Hier ist mangelnde seriöse Information im Spiel, die einer Irreführung gleichkommt. Anerkennenswert ist, dass in der jüngsten, vom Gemeinsamen Bundesausschuss (GBA), dem obersten Beschlussgremium der gemeinsamen Selbstverwaltung im deutschen Gesundheitswesen, herausgegebenen Entscheidungshilfe erstmals (!) auch auf mögliche Schäden des Mammographie-Screenings hingewiesen wird.

Nachfolgend seien die wichtigsten Informationen genannt, über die Frauen verfügen müssen, wenn sie eine informierte und selbstbestimmte Entscheidung darüber treffen wollen, an einem Mammographie-Screening teilzunehmen oder nicht:

- Das Mammographie-Screening kann nicht verhindern, dass Brustkrebs entsteht (was viele Frauen irrtümlich annehmen). Es kann allein Krebs oder Krebsvorstufen aufdecken. Dadurch sinkt das (entscheidende!) absolute Risiko, an Brustkrebs zu sterben, um (nur) 0,1 Prozent.
- Wenn sich eine Frau zum Screening entschließt, sollte sie unbedingt eines der in Deutschland zertifizierten 94 Mammographie-Screening-Zentren aufsuchen (also nicht einen niedergelassenen Arzt).
- Jede Frau, die ein Screening erwägt, muss eingehend über die Vor- und Nachteile (möglicher Nutzen – möglicher Schaden) informiert werden. Hierzu gehören insbesondere Informationen darüber, dass das Screening sowohl ein falsch-positives als auch ein falsch-negatives Ergebnis zur Folge haben kann.
- Auch ein im Screening auffälliger Befund bedeutet keineswegs, dass Brustkrebs festgestellt wurde. Das betrifft vor allem das sogenannte duktale Carcinoma in situ (DCIS), das allein Veränderungen in den Milchgängen betrifft. Es kann harmlos bleiben, sich aber auch in ca. 50 Prozent der Fälle zu einem invasiven Tumor weiterentwickeln. Indes kann bei keiner Frau vorausgesagt werden, wie es sich entwickeln wird. Meist wird dann jedoch dazu geraten, eine Biopsie oder Operation vornehmen zu lassen.
- Einer frühzeitigen und besonders eingehenden Beratung bedürfen Frauen, bei denen eine familiäre Belastung mit Brust-

krebs oder eine bereits bekannte Genmutation (BRCA) für die Entstehung von Brustkrebs vorliegt.
- Frauen, die nicht am Screening teilnehmen, müssen bei der späteren Diagnose eines Brustkrebses in keinerlei Hinsicht Nachteile befürchten.

Das bundesweit organisierte und propagierte Angebot des Mammographie-Screenings hat zwar eine Mehrheit der Ärzteschaft, die Krankenkassen und Frauenverbände hinter sich, doch gibt es hinsichtlich seines Nutzens und Schadens aus wissenschaftlicher Sicht auch erhebliche Bedenken bzw. Kritik. Beispielsweise ergab eine umfangreiche dänische Studie, veröffentlicht im *British Medical Journal*, dass die Brustkrebssterblichkeit in allen Altersgruppen zurückging, unabhängig davon, ob Frauen am Screening teilgenommen hatten oder nicht. Auch der renommierte Herausgeber des weltweit hochgeachteten Medizinjournals *The Lancet*, Richard Horton, urteilt: »Es gibt keine Daten aus großen randomisierten Studien, die Mammographie-Screening-Programme stützen.«

Sicher ist, dass der gesundheitliche Nutzen des Mammographie-Screenings sowohl von Ärzten als auch Frauen überschätzt wird, seine Nachteile und Schäden für Letztere hingegen eher unterschätzt und meist sogar verschwiegen werden.

Das stellt Frauen, insbesondere diejenigen, die sich selbst kundig machen wollen, vor ein Dilemma, denn Gewissheit zu erlangen, ist eine Illusion. Nach welchen Kriterien also sollen sie sich für oder gegen eine Teilnahme am Screening entscheiden? Zwei Risiken einzugehen, haben sie die Wahl; beide haben ihren Preis: Nehmen sie nicht am Screening teil, den eines geringfügig erhöhten Risikos, an Brustkrebs (aber nicht an Krebs überhaupt!) zu versterben; nehmen sie teil, den der erhöhten Gefahr einer Überdiagnose und Übertherapie.

So sind Frauen letztlich auf sich selbst zurückgeworfen. Ihre Entscheidung werden sie von persönlichen Präferenzen abhängig machen müssen: Welches Vertrauen habe ich in die Medizin? Welche Zumutungen bin ich bereit auf mich zu nehmen? Welche Ängste dominieren mich? Welches Körperselbstbild habe ich?

Ein Meinungsbild, weit davon entfernt, repräsentativ zu sein, mag die sehr unterschiedlichen Positionen von Frauen zum Mammographie-Screening verdeutlichen. Ich habe fünf meiner Freundinnen – alle im Alter zwischen 50 und 82 Jahren und nach dem Zufallsprinzip ausgewählt – nach ihrer Haltung zum Mammographie-Screening bzw. ihren Erfahrungen befragt. Hier ihre Aussagen:

Marianne W.: »Meine Gynäkologin tastet alle zwei Jahre meine Brust ab und macht einen Ultraschall. Das reiche, sagt sie.«

Linda S.: »Ich habe zweimal vor Jahren am Screening teilgenommen. Die Röntgenaufnahme der Brust ist sehr schmerzhaft; außerdem habe ich gehört, dass es recht viele falsch-positive Befunde gibt. Seitdem lasse ich keine Mammographie mehr machen.«

Monika S.: »Anfänglich kam ich den Einladungen zum Screening nach, dann jedoch nahm die kritische Berichterstattung in ernst zu nehmenden Medien zu; seitdem hab ich nicht mehr teilgenommen.«

Sylvia K.: »Wenn mein Schicksal einen Krebs für mich vorgesehen hat, werde ich ihn kriegen, ob mit oder ohne Screening. Auch spätere Krebsstadien kann man noch erfolgreich behandeln.«

Anka P.: »Ich nehme seit Jahren teil am Screening, weil es aus meiner Sicht zielführend ist, ich hatte bereits einen falsch-positiven Befund nach einer Biopsie, aber das nehme ich in Kauf.«

Die Leserinnen werden verstehen, dass ich mich einer Empfehlung für oder gegen das Mammographie-Screening enthalte. Viele Fragen drängen sich auf, eine Antwort nicht. Stattdessen möchte ich einer namhaften Expertin der Vorsorgemedizin, Frau Professor Ingrid Mühlhauser von der Universität Hamburg, ein letztes Wort geben, das manche Frau vielleicht beruhigen wird: »Keine Frau sollte ein schlechtes Gewissen haben, wenn sie für sich zu dem Schluss gekommen ist, lieber nicht am Screening teilzunehmen. Vor Brustkrebs schützen kann die Mammographie ohnehin nicht, und für Schuldgefühle gibt es daher auch keinen Grund.«

Prostatakrebs-Früherkennung

Ist es bei Frauen die Angst vor Brustkrebs, die sie umtreibt, so ist es für den Mann die vor einem Krebs der Prostata. Auch er ist Früherkennungsmaßnahmen zugänglich, die manch problematische Gemeinsamkeit mit dem Mammographie-Screening der Frau aufweisen. Während Letzteres als Reihenuntersuchung auf Kosten der Krankenkassen durchgeführt wird, sollte das Screening auf Prostatakrebs indes regelhaft beim niedergelassenen Arzt, am besten beim Urologen, stattfinden. Es ist als IGeL-Leistung (noch) privat zu bezahlen.

Prostatakrebs ist eine Erkrankung des höheren Lebensalters, Männer unter 50 Jahren sind nur selten betroffen; dagegen sind Schätzungen zufolge Männer, die 70 Jahre oder älter sind, zu 70 Prozent Träger eines unerkannten Prostatakarzinoms. Aufgrund seines überwiegend sehr langsamen Verlaufs versterben die meisten dieser Männer nicht an, sondern mit einem Prostatakarzinom an anderen Erkrankungen.

Mit rund 60 000 jährlichen Neuerkrankungen ist es die häufigste Krebserkrankung des Mannes, an der jährlich ca. 16 000 Menschen versterben.

Als wichtigste Früherkennungsmaßnahme hat sich die Bestimmung des Prostata Spezifischen Antigens (PSA) erwiesen, die der gebräuchlichen digital-rektalen Tastuntersuchung der Prostata deutlich überlegen ist. Der PSA-Wert wird zahlenmäßig über eine Blutuntersuchung ermittelt. Ein normaler, unverdächtiger PSA-Wert liegt zwischen 2 und 4 ng/ml (Nanogramm pro Milliliter). Der PSA-Test deckt etwa 90 Prozent aller Prostatakarzinome auf, indes unterliegt seine Aussagekraft den nachfolgend aufgeführten Grenzen:

- Der PSA-Test ist nicht *krebs*spezifisch, vielmehr *organ*spezifisch. Das heißt, dass er auch bei anderen Erkrankungen der Prostata, z. B. ihrer gutartigen Vergrößerung (Hyperplasie) oder ihrer Entzündung, sehr häufig positiv ausfällt.
- Es gibt langsam wachsende und hoch aggressive Prostatakarzinome; dies zu unterscheiden, ist der Test nicht in der Lage. Allein eine feingewebliche Untersuchung von Prostatagewebe (Biopsie) kann dies leisten.
- Es gibt keinen für einen Prostatakrebs spezifischen PSA-Wert.
- Falsch-negative Ergebnisse (also ein normaler PSA-Wert) schließt Prostatakrebs nicht aus.
- Das Screening auf Prostatakrebs senkt die Gesamtsterblichkeit nicht.

Hiermit sind schon die wichtigsten Informationen benannt, die einem Patienten vor einem PSA-Test im Rahmen eines ärztlichen Aufklärungsgesprächs unbedingt mitzuteilen sind.

Fakten zur PSA-Prostatakrebs-Früherkennung:

Die folgenden Angaben, entnommen den Angaben des

Harding-Zentrums für Risikokompetenz, beruhen auf Studien mit mehreren Hunderttausend Patienten. Die Zahlen stehen für Männer, die älter als 50 Jahre waren und mehr als 15 Jahre an der Prostatakrebs-Früherkennung teilnahmen.

Nutzen:

Von 1000 Männern ohne Früherkennung starben 12 an Prostatakrebs; von 1000 Männern mit Früherkennung starben 10 an Prostatakrebs. In der Gruppe der Männer ohne Früherkennung fanden sich 10 Männer mit metastasierendem Krebs, in der ohne Früherkennung waren es 12 Männer. Die Gesamtsterblichkeit unterschied sich in beiden Gruppen mit ca. 320 Todesfällen nicht.

Schaden:

Von den Männern, die sich einer Früherkennung unterzogen, erhielten 155 ein falsch-positives Testergebnis, dem meist eine Biopsie folgte, bei 51 Männern kam es zu einer unnötigen Behandlung (Infektion nach Biopsie, Inkontinenz und/oder Impotenz nach einer Operation!).

Der Nutzen des Screenings erweist sich im Vergleich zu den möglichen, keineswegs unbeträchtlichen Schäden also als gering. Im Beobachtungszeitraum verhinderte das Screening statistisch gesehen bei lediglich 2 von 1000 Männern den Tod an Prostatakrebs. Im Übrigen ist auch hier wie beim Mammographie-Screening der Unterschied in der zahlenmäßigen Darstellung der Risikoreduktion bedeutsam: relative Risikoreduktion (12:10) 17 Prozent; absolute Risikoreduktion jedoch nur 0,2 Prozent!

Vertretbar ist es, so die Fachgesellschaften übereinstimmend, allen Männern ab dem 45. Lebensjahr einen PSA-Test zu empfehlen; Männern mit einer familiären Belastung schon ab dem 40. Lebensjahr, und zwar in folgenden Intervallen:

- PSA < 1 ng/ml: Untersuchung alle vier Jahre
- PSA < 1–2 ng/ml: Untersuchung alle zwei Jahre

- PSA > 2 ng/ml: Untersuchung jährlich
- PSA < 1 ng/ml bei über 70-jährigen: kein weiterer PSA-Test

Ein verdächtiger Befund sollte mit der Gewinnung einer Gewebeprobe weiter abgeklärt werden, weil allein sie darüber Auskunft geben kann, ob ein Krebs vorliegt oder nicht. Ebendies ist für das weitere diagnostische und gegebenenfalls therapeutische Vorgehen entscheidend. Es gilt: Ein Prostatakrebs sollte erst dann behandelt werden, wenn er histologisch (feingeweblich) nachgewiesen ist.

Eine Biopsie sollte erfolgen, wenn

- der erste gemessene Wert zwischen 4 und 10 ng/ml lag
- und eine zweite Messung ebenso ausfiel oder
- der rektale Tastbefund auf einen Tumor hindeutet oder
- der PSA-Wert rasch ansteigt (normaler Anstieg: 0,35–0,75 ng/ml pro Jahr).

Bei einer Biopsie der Prostata wird das Organ nach lokaler Anästhesie mit einer dünnen Hohlnadel vom Damm (oder Enddarm) aus punktiert, unter Kontrolle einer transrektalen Ultraschallsonde, heute vielfach ergänzt durch ein MRT. Es werden nach einem vorgegebenen Raster zehn bis zwölf Proben entnommen. Dies geschieht in der Absicht und in der Hoffnung, mit ausreichender Wahrscheinlichkeit Tumorgewebe zu finden.

Indes ist eine Biopsie mit einigen Risiken und Unsicherheiten behaftet. Komplikationen sind zwar selten, doch können durch die Punktion Darmbakterien in die Blutbahn eingeschwemmt werden und zu Fieber und einer heftigen Entzündungsreaktion führen (weswegen vor einer Biopsie immer ein Antibiotikum einzunehmen ist). Weil das Infektionsrisiko deutlich geringer ist, wird heute meist vom Damm aus punktiert. Harmlosere

Nebenwirkungen der Punktion sind vorübergehende Blutbeimengungen im Urin, Ejakulat und im Stuhlgang.

In ca. 40 Prozent der Fälle werden bei einer Biopsie Tumoren entdeckt. Das bedeutet, dass mehr als die Hälfte der Männer mit erhöhtem PSA keinen Prostatakrebs haben. Andererseits kann in ca. 20 Prozent der Fälle ein tatsächlich vorhandener Tumor nicht getroffen werden, wenn z. B. der Tumor sehr klein ist und die Nadel ihn verfehlt, der Ultraschall ihn nicht darstellt oder er an einer schwer zugänglichen Stelle liegt. Es liegt dann ein falsch-negatives Ergebnis vor. Bei weiter bestehendem Krebsverdacht (z. B. hohen PSA-Werten) sollte dann ohne Zeitdruck (!) eine erneute Biopsie durchgeführt werden.

Das bei einer Biopsie gewonnene Prostatagewebe wird einem Uro-Pathologen zur Beurteilung übergeben, die entscheidend ist für das weitere therapeutische Vorgehen. Dazu ordnet er die mikroskopische Untersuchung der Gewebeproben in einem differenzierten Verfahren dem sogenannten Gleason-Wert (-Score) zu, der eine klare Aussage über die Aggressivität bzw. Metastasierungsneigung eines Tumors zulässt. Der Gleason-Wert umfasst eine Skala von 1 bis 10: Ein Wert zwischen 1 und 6 signalisiert einen wenig bösartigen Befund, den es in erster Linie im Sinne einer Überwachung zu behandeln gilt; Werte zwischen 7 und 10 in steigender Reihenfolge dagegen einen mehr oder weniger bösartigen Krebs.

Ob in den zuletzt genannten Fällen eine weitere Ausdehnung des Tumors (z. B. auf Lymphknoten oder andere Organe) vorliegt, ist Gegenstand einer vertieften Diagnostik, die indes jenseits der Früherkennung angesiedelt ist und je nach Befund vielfältige Behandlungsoptionen nach sich zieht.

Auf eine unter ihnen möchte ich dennoch eingehen, weil sie seit geraumer Zeit erheblich an Bedeutung gewonnen hat, die sogenannte aktive Überwachung *(active surveillance)*. Sie sollte

Männern empfohlen werden, die ein Niedrig-Risiko-Karzinom haben. Geeignet für dieses Vorgehen sind Männer, deren initialer PSA-Wert nicht über 10 und deren Gleason-Wert nicht über 6 liegt, zuzüglich einiger anderer Kriterien. Dazu wird zunächst alle drei Monate, ab dem dritten Jahr alle sechs Monate der PSA-Wert gemessen, ergänzt durch Kontrollbiopsien zunächst nach sechs Monaten, danach in größeren Abständen. Ziel der Überwachung ist es, einen Progress des Tumors rechtzeitig zu erkennen und erst dann eine Radikaltherapie (OP oder Bestrahlung) zu beginnen.

Wie sinnvoll dieses Verfahren sein kann, belegte jüngst eine kanadische Studie, die sich über einen Zeitraum von mehr als zehn Jahren erstreckt hat. Die Studienautoren resümieren: »Unsere Studie liefert überzeugende Beweise dafür, dass eine protokollgesteuerte aktive Überwachung eine sichere und wirksame Strategie zum Management von Prostatakarzinomen mit günstigem Risikoprofil ist. Sie ermöglicht es, unnötige Behandlungen zu vermeiden und gleichzeitig sicherzustellen, dass eine progressive Erkrankung rechtzeitig erkannt und behandelt werden kann.«

Zusammenfassend ergibt sich: Die Entscheidung eines Mannes für die Früherkennung eines möglichen Prostatakarzinoms will wohl erwogen sein; sie ist ein zweischneidiges Schwert. Sie kann frühzeitig ein Karzinom zutage fördern, allerdings vielfach auf Kosten einer Kaskade weiterer Interventionen, die erhebliche Nachteile oder gar Schäden bergen.

Einer Empfehlung für oder gegen das PSA-Screening möchte ich mich daher enthalten. Stattdessen sei Ihnen der Rat eines der führenden Urologen dieses Landes und ehemaligen Präsidenten der Deutschen Krebsgesellschaft, Professor Lothar Weißbach, ans Herz gelegt: »Weil die Entscheidung für oder gegen Früherkennung fatale Konsequenzen für den Betroffenen haben kann, sind Kampagnen nicht zu rechtfertigen – weder dafür noch dagegen (…) Es bleibt die Entscheidung des Einzelnen, der so gut wie möglich informiert sein sollte.«

Mein Prostatakarzinom – habe ich mich für die richtige Behandlung entschieden?

Ich selbst erhielt 2008 die Diagnose eines Prostatakarzinoms. Da mein Vater bereits mit 74 Jahren einem Prostatakarzinom erlag, gehörte ich zu einer Risikogruppe und begann infolgedessen schon als 50-jähriger mit Früherkennungsuntersuchungen, darunter auch die regelmäßige Bestimmung meines PSA-Wertes. Bei über Jahre hinweg ständig steigenden PSA-Werten (letztlich bis auf 19, bei dem manche Urologen schon nach Metastasen suchen!), ließ ich vier ultraschallgesteuerte, unkompliziert verlaufende Biopsien über mich ergehen, die indes kein Tumorgewebe zutage förderten! Andere Ursachen für eine PSA-Wert-Erhöhung wie Prostatitis (Vorsteherdrüsenentzündung) oder Prostatavergrößerung waren ausgeschlossen worden. Jahre der Ungewissheit, des Bangens und der Angst schlossen sich an; ich war psychisch schwer angeschlagen. Urologen und Pathologen waren ratlos. Eine einzige Möglichkeit, Klarheit zu gewinnen, blieb indes: Da manche Prostatakarzinome aufgrund ihrer Größe und Lage allein durch Ultraschall nur schwer auszumachen und zugänglich sind, unterzog ich mich – damals in nur wenigen Zentren möglich – in einer Universitätsklinik einer Sonographie plus MRT-gesteuerten stereotaktischen Biopsie, die tatsächlich den Befund eines eher niedrig malignen Karzinoms (Gleason 7a) erbrachte.

Die Last kaum erträglicher Ungewissheit war zwar von mir genommen, indes hatte ich sie eingetauscht gegen die Gewissheit, nun definitiv ein Krebspatient zu sein. Mir standen drei Optionen offen: Operation (radikale Prostatektomie, d. h. Entfernung der Prostata), Bestrahlung (äußerlich), Seeds (Einbringen einer Strahlungsquelle in den Tumor) oder eine aktive Überwachung. Nach langen Erörterungen der Vor- und Nachteile dieser Optionen mit meinem Urologen, der mir eher zu einer aktiven Überwachung riet, entschloss ich mich schließlich 2013 zur Operation; ein Entschluss, der meinem Bauchgefühl gehorchte. Es signalisierte mir: »Das Ding muss raus.« Denn das Wissen, mein künftiges Leben mit einem Tumor verbringen zu müssen, erschien mir unerträglich. Seitdem habe ich zwar keine Anzeichen eines Rezidivs, allerdings auf Kosten zweier Nebenwirkungen: Zum einen blieb ein winziger Tumorrest nach der OP bestehen, der eine weitere Überwachung notwendig macht; zum anderen wurden – was bei einer Prostatektomie häufig der Fall ist – Teile der für eine ungestörte Blasen- und Sexualfunktion verantwortlichen Nerven ruiniert. Bis heute zweifele ich daran, ob ich mit dem Entschluss, mich operieren zu lassen, die richtige Entscheidung getroffen habe. Hätte ich doch den Rat meines Urologen, auf eine aktive Überwachung zu setzen, annehmen sollen?

Darmkrebsfrüherkennung

Darmkrebs ist in Deutschland die dritthäufigste Krebserkrankung und die zweithäufigste Krebstodesursache. An Darmkrebs erkranken im Lauf ihres Lebens mehr als fünf Prozent der Deutschen. Jährlich werden ca. 60 000 Darmkrebsfälle diagnostiziert und mehr als 25 000 Darmkrebstodesfälle. Dabei sind Männer deutlich häufiger betroffen als Frauen. Nur etwa sechs Prozent der Neuerkrankungen treten vor dem

50. Lebensjahr auf. Das mittlere Alter bei der Diagnose liegt zwischen 70 und 75 Jahren.

Als Risikofaktoren für Darmkrebs gelten zunehmendes Alter, Übergewicht, Rauchen, Bewegungsmangel, fleischreiche Kost und ballaststoffarme Ernährung. Ein besonderes Darmkrebsrisiko tragen Menschen mit einer entzündlichen Darmerkrankung (Colitis ulcerosa und Morbus Crohn) sowie Menschen mit einer genetischen oder familiären Prädisposition (z. B. familiäre Polyposis = Polypen im Darm).

Darmkrebs entwickelt sich langsam, meist über einen Zeitraum von ca. zehn Jahren, aus gutartigen Adenomen (Polypen) der Dickdarmwand, die sich ihrerseits aus den Drüsen der Darmschleimhaut über mehrere Entartungsstadien (Dysplasien) entwickeln können und zunächst symptomarm verlaufen. Etwa zwei Drittel aller Karzinome entstehen im letzten Dickdarmdrittel (Sigma) und im Enddarm (Rectum). Kommt es zu einem fortschreitenden Entartungswachstum der Polypen – letztlich meist zu einem sogenannten Adenokarzinom –, hängen die Chancen auf Heilung durch Operation oder Chemotherapie entscheidend vom Stadium der Erkrankung ab, in dem der Darmkrebs entdeckt wird.

Weil es sich beim Dickdarm um ein leicht zugängliches Hohlorgan handelt, eignet er sich besonders gut, um Polypen und eventuelle krebsig entartete Frühstadien mittels einer Darmspiegelung (Koloskopie) zu erfassen, sie zugleich abzutragen und damit einem »ausgewachsenen« Krebs vorzubeugen. Die Koloskopie ist zwar eindeutig die allen anderen Verfahren überlegene und zuverlässigste Methode der Früherkennung des Darmkrebses, doch kann alternativ auch ein Stuhltest auf nicht sichtbares Blut mit einem sogenannten immunologischen Stuhlbluttest (iFOBT-Test), der im Labor ausgewertet wird, entscheidende Hinweise auf einen Darmtumor liefern.

Fällt er positiv aus, sollte sich eine Koloskopie anschließen. Regelhaft wird sie heute in Kurznarkose (mittels Propofol) durchgeführt.

Aktuell existieren die folgenden Fakten zu den Vor- und Nachteilen von Stuhlbluttest, Darmspiegelung und keiner Teilnahme an der Früherkennung, gültig für Männer zwischen 50 und 60 Jahren über einen Zeitraum von zehn Jahren (für Frauen sehen hinsichtlich der Vorbeugung eines Darmkrebses die angegebenen Zahlen etwas günstiger aus):

- Ohne Früherkennung sterben, abhängig vom Alter, 2 bis 6 von 1000 Männern an Darmkrebs; 7 bis 18 Männer von 1000 erkranken an Darmkrebs.
- Bei zweijährlich durchgeführtem Stuhltest stirbt 1 von 1000 Männern weniger an Darmkrebs. Nicht sicher ist indes, dass der Stuhltest Darmkrebs vorbeugen kann. Der Test verursacht keine Komplikationen; ist er positiv, sollte eine Darmspiegelung folgen.
- Ein Stuhltest deckt etwa 70 von 100 Tumoren auf, 30 Prozent der Tests sind aber falsch-negativ; andererseits schlägt der Test oft falschen Alarm: In ca. fünf bis zehn Prozent der Fälle zeigt er ein falsch-positives Ergebnis an. Nachteilig ist, dass es bei falsch-positiven Ergebnissen zu unnötigen Darmspiegelungen kommt.
- Durch eine Darmspiegelung sterben bis zu 4 von 1000 Männern weniger an Darmkrebs; bis zu 13 von 1000 erkranken weniger an Darmkrebs.
- Eine Darmspiegelung entdeckt etwa 95 von 100 Tumoren und größere Polypen; sie können mittels einer Schlinge sofort entfernt und untersucht werden. Behandlungsbedürftige Komplikationen der Darmspiegelung können Blutungen unterschiedlichen Ausmaßes sein sowie in seltenen Fällen

ein Durchstoßen der Darmwand mit dem Endoskop. Letzteres erfordert eine sofortige Operation.

Zusammenfassend ergibt sich, dass die Darmkrebsfrüherkennung mittels Darmspiegelung die zuverlässigste Methode ist, Darmkrebs in seinen Anfangsstadien aufzuspüren und damit zu verhindern. Einschränkend muss erwähnt werden, dass, abgesehen von Schamgrenzen, die Darmspiegelung gerade für viele ältere Menschen eine Belastung darstellt, da vorab große Mengen Flüssigkeit einschließlich abführender Medikamente eingenommen werden müssen, um eine möglichst vollständige Darmentleerung zu erreichen.

Mögen auch die Effekte der Darmkrebsfrüherkennung, wie die obigen Zahlen zeigen, hinsichtlich der Verhütung dieser Erkrankung vergleichsweise gering sein, so sind nationale wie internationale Fachorganisationen vom Nutzen der Darmkrebsvorsorge überzeugt. Sie sprechen sich für die Teilnahme an ihr aus, obwohl das Ausmaß des Nutzens noch nicht durch kontrollierte Studien belegt ist. Offen ist auch die Frage der Altersgrenzen: Sollte es eine untere (45 oder 50 Jahre) und obere (70 oder 75 Jahre) Altersgrenze geben, mit dem Screening zu beginnen bzw. es zu unterlassen?

In Deutschland haben derzeit gesetzlich Versicherte ab 50 Jahren einen Anspruch auf Darmkrebsfrüherkennungsuntersuchungen. Frauen im Alter von 50 bis 54 Jahren haben ein Recht auf einen jährlichen immunologischen Stuhlbluttest; Männer ab 50 Jahren können den gleichen Test oder eine Koloskopie in Anspruch nehmen. Frauen und Männer, die älter als 55 Jahre sind, können sich zwischen einer Koloskopie und einem Stuhlbluttest im Abstand von zwei Jahren entscheiden. Die Koloskopie ist auf insgesamt zwei Untersuchungen begrenzt, die zweite kann frühestens zehn Jahre nach der ersten stattfinden. Wenn ein Bluttest positiv ausfällt, besteht hingegen immer Anspruch auf eine Darmspiegelung zur weiteren Abklärung.

Ich selbst möchte den Lesern, die älter als 50 Jahre sind, eine Darmkrebsfrüherkennungsuntersuchung empfehlen, am besten mittels Koloskopie; nicht zuletzt deswegen, weil ich sie bereits selbst zweimal im Abstand von zehn Jahren wahrgenommen habe, zumal ich familiär vorbelastet bin. Mein Gastroenterologe fand beide Male kleinere, mäßig entartete Polypen, die abgetragen wurden. Meine Untersuchung fand in Kurznarkose statt und verlief völlig komplikationslos.

Die Zukunft der Prävention – ein neues Paradigma?

Am Horizont des unaufhaltsamen medizinischen Fortschritts zeichnet sich eine Entwicklung ab, die künftig die klassischen Präventionsstrategien infrage stellen könnte: die sogenannte prädiktive genetische Diagnostik. Sie erlaubt die Vorhersage des späteren Auftretens oder die Wahrscheinlichkeit des Auftretens einer Krankheit anhand eines Gentests. Hierzu zitiere ich ein Statement des Gesundheitswissenschaftlers Professor Peter Franzkowiak, der eindrücklich auf die Gefahren genetischer Prädiktion hinweist: »Durch genetische Prädiktion entsteht ein neuer Patientenstatus wie ›healthy ill‹ bzw. ›potenziell krank‹ mit derzeit unabsehbaren Konsequenzen. Gesundheit wird zukünftig vermutlich individuell wie gesellschaftlich wesentlich an das Wissen um genetisch bedingte Dispositionen gebunden sein. Aufgrund der komplexen Risikostruktur genetischer Informationen treffen molekulare Medizin und ›Präzisions-Public-Health‹ auch auf Angst und Skepsis. Ihre zum Großteil Wahrscheinlichkeiten abbildenden Ergebnisse und

Prognosen können zur Gefährdung der Privatsphäre und des Rechtes auf informationelle Selbstbestimmung, zu Stigmatisierungen und Diskriminierungen auf unterschiedlichsten Ebenen (Arbeitswelt, soziale und private Lebenssicherung) und gegenüber unterschiedlichsten Gruppen führen (genetisches Screening von Ungeborenen, Träger von ›Behinderung-Markern‹). Kritische Medizinethiker sagten bereits im vorletzten Jahrzehnt eine ›Genetisierung‹ der Gesellschaft voraus mit neuen Formen biopolitischer Sozialdisziplinierung.«

KAPITEL 17

Ein gesundes Leben bis ins hohe Alter

Auch wenn wir gesund altern, werden wir nicht ewig leben. Aber können wir beeinflussen, ob wir früh sterben oder steinalt werden? Nur zum Teil, sagen Wissenschaftler, denn ein wichtiger Faktor ist die genetische Disposition. Und dennoch haben wir einen nicht geringen Einfluss darauf, möglichst lange und bei guter Gesundheit unser Leben zu verbringen, weil wir unseren Lebensstil und unser Verhalten weitgehend kontrollieren und verändern können.

Die nachfolgenden Empfehlungen für ein langes und gesundes Leben basieren sowohl auf meinen eigenen Erfahrungen und denen mit zahlreichen Patienten als auch auf wissenschaftlich fundierten Erkenntnissen. Dabei ist mir bewusst, dass diese Ratschläge für Menschen, die bereits chronisch erkrankt oder beeinträchtigt sind, nur eingeschränkt umsetzbar sein könnten.

Wir alle benötigen, spätestens im fortgeschrittenen Lebensalter, einen Hausarzt, vielfach auch einen oder gar mehrere Fachärzte. Auf der Basis eines wechselseitigen Vertrauensverhältnisses sollten sie uns bei gesundheitlichen Fragen und Problemen informieren, beraten, aufklären und behandeln, letztlich, um unser Dasein so beschwerdefrei und krankheitsarm wie möglich zu gestalten und unsere Lebenserwartung zu erhöhen. Indes solche, wie beschrieben, »guten« Ärzte zu finden, mag für manchen Menschen in Zeiten allgemeinen Empathieverlusts und bei chronischem Personal- und Zeitmangel im Gesundheitswesen zu einer großen Herausforderung werden. Dennoch, es gibt ihn, den »guten« Arzt, und den Versuch zu unternehmen, ihn zu finden, sollte man nicht scheuen.

Fünf Maßnahmen, mit denen allein man ein hohes Alter erreichen kann

- **Kontrollieren Sie regelmäßig Ihr Körpergewicht:** Versuchen Sie, es in einem »gesunden Bereich« zu halten. Ein medizinischer Konsens darüber, was als »Normalgewicht« oder »Idealgewicht« gelten sollte, existiert allerdings nicht. Der Body-Mass-Index (BMI) taugt dazu nur sehr bedingt. Eine bereits in den 1950er-Jahren groß angelegte amerikanische Studie ermittelte, dass für einen Mann von 180 cm Körpergröße und mittelschwerem Knochenbau ein Körpergewicht von 68 bis 75 kg und für eine 170 cm große Frau eines von 56 bis 63 kg die höchste Lebenserwartung verspricht. Einen gewissen Anhalt bietet auch der Bauchumfang, der bei Männern nicht mehr als 102 cm, bei Frauen nicht mehr als 88 cm betragen sollte. Gesichert ist hingegen, dass erhebliches Übergewicht einen Risikofaktor darstellt, beispielsweise für Herz-Kreislauf-Erkrankungen und Krebs.
- **Vermeiden Sie Tabakprodukte:** Tabakrauch enthält zahlreiche Schadstoffe (allein ca. 600 Karzinogene), die beim Inhalieren über die Lunge sehr schnell und effizient aufgenommen werden. Rauchen schädigt nahezu jedes Organ des Körpers und ist der wichtigste vermeidbare Risikofaktor für

chronische, nicht übertragbare Krankheiten. Rauchen ist weltweit für rund acht Millionen, in Deutschland für etwa 127 000 vorzeitige Todesfälle pro Jahr verantwortlich.

- **Achten Sie auf Ihren Blutdruck:** Ihr Blutdruck, gemessen in Ruhe, sollte nach den strengen Richtlinien der American Heart Association (AHA) idealerweise den Wert von 120/80 mm Hg nicht überschreiten, damit das Herz nicht gegen zu hohen Widerstand anarbeiten muss und dadurch einer Herzschwäche (Insuffizienz) Vorschub geleistet wird. Ein hoher Blutdruck (Hypertonie) verursacht, oftmals über Jahrzehnte, keinerlei Beschwerden oder Symptome. Er ist, gerade unbehandelt, der wichtigste Risikofaktor für Herzinfarkt, Schlaganfall oder Nierenschädigung und manifestiert sich nicht selten zum ersten Mal darin. Dem essenziellen Bluthochdruck liegt in 90 Prozent aller Fälle kein erkennbarer primärer Organdefekt zugrunde. Wichtig ist: Zwar kann durch Lebensstiländerungen (Bewegung, Gewichtsreduktion, verringerte Salzaufnahme) eine Senkung des essenziellen Bluthochdrucks erreicht werden, meist sind jedoch zusätzlich Medikamente erforderlich, die dann täglich und lebenslang (!) einzunehmen sind. Studien belegen indes, dass nur die Hälfte aller Menschen, denen Blutdruckmedikamente verordnet wurden, sie auch tatsächlich einnimmt.
- **Achten Sie auf einen niedrigen (normalen) Ruhepuls** (60–80 Schläge/Min.) und auf dessen Regelmäßigkeit. Ein gesundes, insbesondere trainiertes Herz arbeitet bei niedrigem Ruhepuls ökonomischer und verfügt bei Belastung über höhere Reserven, die beim Leistungssportler sehr ausgeprägt sind.
- **Zwei Ihrer Blutwerte sollten Sie kennen** (und vom Hausarzt alle drei Jahre bestimmen lassen): **Der Nüchtern-Blutzucker** sollte beim Nichtdiabetiker 100 mg/dl nicht über-

schreiten; wichtig ist zudem der sogenannte HbA1c-Wert (das »Blutzuckergedächtnis«), der zwischen 4,5 und 5,7 Prozent liegen sollte; außerdem das **LDL-Cholesterin** (das »böse« Cholesterin), dessen Erhöhung (über 120 mg/dl) beim sonst gesunden Menschen (mit niedrigem kardiovaskulären Risiko) wesentlich zur Entstehung von Arteriosklerose beiträgt. Falls eine Umstellung der Ernährungsgewohnheiten nicht ausreicht, ist zusätzlich eine medikamentöse Therapie (Fettsenker/Statine) angezeigt.

Was man außerdem für ein gesundes langes Leben tun kann

Reduzieren Sie Zucker: Dass der menschliche Körper auf Zucker, ein sortenreiches Kohlehydrat, als Energielieferant angewiesen ist, ist ebenso allgemein bekannt wie die Tatsache, dass übermäßiger Zuckerkonsum die Gesundheit nachhaltig beeinträchtigt. Zucker in seinen verschiedenen Formen ist in nahezu allen Nahrungsmitteln enthalten, weshalb sein Konsum faktisch kaum vermeidbar ist. Zucker ist hauptverantwortlich dafür, dass mehr als die Hälfte der Deutschen unter Übergewicht, mehr als 20 Prozent gar unter Adipositas leiden. Längst ist Zucker, ähnlich dem Alkohol und Tabak, zu einer »Volksdroge« geworden, deren »Genuss« zu reduzieren zwar allerorten propagiert wird; indes stehen der Reduktion ihres Konsums, abgesehen von ihrer Allgegenwart in Lebensmitteln, zahlreiche Hindernisse im Wege:

- Zucker hat Drogencharakter, weil er unser Belohnungssystem aktiviert;
- die Ernährungsindustrie widersetzt sich Kennzeichnungspflichten, Werbeverboten und einer Zuckersteuer;

- zu weiten Teilen beharrt die Politik (z. B. CDU) darauf, dass das, was die Menschen zu sich nehmen, eine zutiefst persönliche Entscheidung sei, in die der Staat sich nicht einzumischen habe.

Besonders gefährliche und daher zu vermeidende zuckerhaltige Nahrungsmittel sind hochverarbeitete Produkte und Zucker-Fett-Kombinationen – teilweise miteinander identisch –, wie sie in Schokolade, Kuchen, Eiscreme, gesüßten Getränken, süßen und salzigen Snacks, Keksen, Margarine, Tiefkühlpizza, Geflügelnuggets, Würstchen, Instantsuppen, aber auch in pflanzlichen Alternativen für Fleisch, Milch, Joghurt und Käse enthalten sind.

Essen Sie möglichst salzarm: Für Salz gilt Ähnliches wie für Zucker – versuchen Sie, seinen Konsum zu reduzieren. Das allerdings ist leichter gesagt als getan: Zum einen sind wir gesalzene Speisen gewohnt und finden sie schmackhaft, ungesalzene indes empfinden die meisten Menschen als fad. Zum anderen ist Salz, von uns unbeeinflussbar, in fast allen Nahrungsmitteln enthalten: Ca. 75 Prozent der täglich verzehrten Salzmenge stammen aus (hoch-)verarbeiteten Lebensmitteln, was den meisten Menschen nicht bewusst ist.

Kochsalz (Natriumchlorid/NaCl) ist für unsere Gesundheit unerlässlich, wobei ein Zuviel an Salz abträglich ist, weil es den Blutdruck in die Höhe treibt und damit zum Risikofaktor insbesondere für Gefäßerkrankungen (z. B. Schlaganfall, Herzinfarkt) wird. Die Weltgesundheitsorganisation empfiehlt maximal einen Teelöffel (= 5 g) Salz am Tag, was der durchschnittliche Salzkonsum in Europa um nahezu das Doppelte überschreitet. Was also tun, um übermäßigen Salzkonsum zu vermeiden?

Ein Frühstücksei ohne Salz ist auf den ersten Blick vielleicht schwer vorstellbar, doch möglich. Mein verstorbener amerikanischer Freund und Mentor Professor Lawrence Schneiderman riet mir schon vor 20 Jahren, auf den obligaten Salzstreuer auf dem Frühstückstisch zu verzichten: »Du wirst den authentischen Eigeschmack wiederentdecken.« Es dauerte eine Zeit, ehe ich ihn tatsächlich wahrnahm; aber heute ist mir ein gekochtes Ei oder gebratenes Rührei ohne Salz auch ein Genuss.

Als Salzersatzstoffe bieten sich diverse Küchenkräuter und Gewürze sowie Zwiebeln und Knoblauch an. Zusätzlich sollte man bei den Nährwertangaben auf dem Etikett (Nutri-Score) auf den Natriumchloridanteil achten: Produkte mit mehr als 1,5 g pro 100 g Produkt gelten als stark salzhaltig. Nicht zuletzt: Meiden Sie Street- und Fastfood, die regelhaft viel Salz enthalten; bereiten Sie Ihre Mahlzeiten selbst zu unter Verwendung von viel frischem Gemüse.

Nehmen Sie regelmäßig Vollkornprodukte und Ballaststoffe zu sich. Sie tragen dazu bei, die Blutfettwerte zu senken, und verlangsamen den Blutzuckeranstieg. Im Übrigen ist eine mediterrane Ernährung höchst vorteilhaft: Gemüse (Brokkoli!), Obst, Olivenöl (kalt gepresst), Hülsenfrüchte, Seefisch; eher weißes Fleisch (Geflügel) als rotes Fleisch (Rind, Kalb, Schwein, Lamm). Milch, Käse und Eier in Maßen. Verzichten Sie auf »Transfette« (enthalten in vielen Milchprodukten, hochverarbeiteten Lebensmitteln, frittierten Kartoffelprodukten, Fertiggerichten, Fastfood). Sie erhöhen das LDL-Cholesterin und tragen damit zur Entstehung von Gefäßkrankheiten bei. (Seit April 2021 gilt in der EU eine Höchstmengenverordnung für Transfette industriellen Ursprungs.)

Verzichten Sie auf Zwischenmahlzeiten: Wenn Sie abnehmen möchten – siehe auch Kapitel 10 –, sind Zwischenmahlzeiten und Snacks ungünstig, da sie einerseits zusätzliche Kalorien liefern, andererseits aber auch den Blutzuckerspiegel durch vermehrte Insulinausschüttung erhöhen und die Fettverbrennung hemmen.

Bewegen Sie sich regelmäßig: Bewegung ist eine fundamentale Funktion des Lebens überhaupt; sie ist Teil unseres genetischen Erbes und dabei so selbstverständlich, dass es häufig nicht für notwendig erachtet wird, über sie überhaupt nachzudenken. Das erscheint kurzsichtig, ist Bewegung doch seit jeher ein zentraler Aspekt des Erhalts und der Förderung unserer körperlichen wie mentalen Gesundheit und Langlebigkeit.

»Sitzen ist das neue Rauchen« – so formuliert es der britische Arzt James Levine. Damit ist gemeint, dass Sitzen ähnlich verheerende Wirkungen entfaltet wie Tabak: Menschen, die täglich mehr als sechs Stunden sitzen, haben, wie mehrere Studien belegen, eine um 20 Prozent verkürzte Lebenserwartung, bedingt durch häufigeres Auftreten von Übergewicht, Diabetes und Herz-Kreislauf-Erkrankungen, gar nicht erst zu reden von Rückenbeschwerden. Eine Umfrage des Meinungsforschungsinstituts Forsa (2022) im Auftrag der Techniker Krankenkasse ergab, dass fast zwei Drittel der Deutschen sich weniger als eine Stunde am Tag bewegen. Nach WHO-Informationen bewegen sich 25 Prozent aller Erwachsenen und 80 Prozent der Jugendlichen nicht ausreichend. Mehr als fünf Millionen Todesfälle ließen sich weltweit jährlich durch mehr Bewegungsaktivitäten vermeiden. Fazit: Wir sitzen uns krank.

Bewegung ist gleichzusetzen mit körperlicher Aktivität, die durch Spannung und Entspannung der Skelettmuskulatur hervorgerufen wird und einhergeht mit einem substanziellen Energieverbrauch, insbesondere bei ausdauernder Bewegung (sogenannten aeroben Aktivitäten wie Joggen, Schwimmen, Fahrradfahren). Grundsätzlich gilt: Mehr ist zwar immer besser; doch sind Dauer, Intensität, Häufigkeit und Art der körperlichen Bewegung an den individuellen Fitnesszustand anzupassen.

Um substanzielle gesundheitliche Vorteile zu erreichen, sollten Erwachsene im Alter zwischen 18 und 64 Jahren, auch diejenigen mit gesundheitlichen Einschränkungen oder Behinderungen, jede Woche mindestens 150 bis 300 Minuten moderat körperlich aktiv sein. Bei hoher Intensität (während der man nicht mehr sprechen kann) sind 75 bis 150 Minuten ausreichend. Älteren Menschen wird empfohlen, während der Aktivität den Fokus auf Gleichgewicht, Koordination und Stärkung der Muskelkraft zu legen, an mindestens drei Tagen wöchentlich. WHO-Direktor Tedros Adhanom fasst zusammen: »Körperliche Aktivität kann dem Leben mehr Jahre und den Jahren mehr Leben bringen.«

Schlafen Sie ausreichend: Schlafmangel ist vermutlich der am häufigsten übersehene und unterschätzte Risikofaktor, der der Gesundheit abträglich ist und die Lebenserwartung verkürzt. Besonders bei Männern schlägt sich guter Schlaf laut einer Studie deutlich in der Lebenserwartung nieder: Männer mit hoher Schlafqualität lebten fast fünf Jahre länger als jene mit der schlechtesten. Bei Frauen lag der Unterschied bei zweieinhalb Jahren.

Schlaf ist zwar ein noch weitgehend unerforschtes, allen Säugetieren eigenes Phänomen, das ihnen angeboren und ganz offensichtlich an Müdigkeit gebunden ist. Menschen verschlafen etwa ein Drittel ihrer Lebenszeit, täglich ca. acht Stunden, Kleinkinder deutlich mehr, ältere Menschen weniger. Dabei ist unsere Schlafbereitschaft üblicherweise gekoppelt an die zirkadiane Tag-Nacht-Rhythmik. Sie wird von einer im Hypothalamus des Gehirns lokalisierten komplizierten Uhr gesteuert, die ihrerseits bei nachlassendem Lichteinfall das schlafanstoßende Zirbeldrüsenhormon Melatonin ausschüttet. Darüber hinaus wird unsere Schlafbereitschaft von zahlreichen Faktoren beeinflusst: Nicht allein schwer steuerbare persönliche Sorgen und psychische Probleme oder familiäre Häufungen von Schlafproblemen sind es, die für Schlafmangel verantwortlich sind; oft sind es nicht eingehaltene einfache Regeln der Schlafhygiene, die uns kein Auge zutun lassen.

Daher empfehle ich:

- Die letzte Mahlzeit spätestens vier Stunden vor Schlafbeginn zu sich zu nehmen. Andernfalls liegen die zu verdauenden Speisen buchstäblich schwer im Magen; zudem kann der Rückfluss der Magensäure den Schlaf empfindlich stören.
- Den Schlafraum völlig zu verdunkeln, um die Tag-Nacht-Rhythmik nicht zu stören. Schlafbrillen können besonders hilfreich sein für Menschen, die Schichtarbeit leisten und darauf angewiesen sind, tagsüber zu schlafen. Vergleichbares gilt für Lärmstörungen, die durch Ohrstöpsel effektiv vermindert werden können.
- Manche Menschen leiden unter Schlafstörungen, die einer nicht ausreichenden körperlichen Müdigkeit geschuldet sind, um in den Schlaf zu finden. Dies trifft besonders »Geistesarbeiter«, die allein mental ermüdet sind. In diesen Fällen ist abendliche Bewegungsaktivität hilfreich.

Jeder zehnte Erwachsene klagt über einen schlechten Schlaf. Er legt den Griff zum Schlafmittel bzw. dessen ärztliche Verordnung nahe. Indes ist es kein Geheimnis, dass mit Schlafmitteln erheblicher Missbrauch getrieben wird. Vielfach werden sie zu häufig und zu lange verordnet. Abgesehen von ihrem Gewöhnungs- und Abhängigkeitspotenzial können sie am Folgetag und nicht selten darüber hinaus zu Schwindel, Benommenheit, Konzentrationsschwierigkeiten und Fahruntüchtigkeit führen.

Manche Zeitgenossen, unter ihnen besonders häufig Intellektuelle und Künstler, halten Schlaf für verlorene Lebenszeit:

»Schlafen kann ich, wenn ich tot bin« (Rainer Werner Fassbinder). Sie sollten dennoch wissen, dass in der Bilanz von Wachen und Schlafen ausreichender Schlaf ihrer Kreativität eher zugutekommt, als sie zu schwächen. Im Schlaf regeneriert und repariert sich unser Körper. Das Gehirn ist hochaktiv, verarbeitet die während des Tages aufgenommenen Informationen und trennt Wichtiges von Unwichtigem.

Lassen Sie sich regelmäßig impfen: Im Arsenal der Behandlungsmöglichkeiten der Medizin nehmen Impfungen eine Sonderstellung ein, weil sie – mit sehr seltenen Ausnahmen – eine große Anzahl bakteriell und viral übertragbarer Krankheiten (Infektionen) gar nicht erst entstehen lassen. Impfungen gehören also zu einer ihrer wirkungsvollsten Präventionsmaßnahmen. Dennoch gibt es in Deutschland keine allgemeine Impfpflicht, ausgenommen die Masern-Impfpflicht für Kinder ab einem Jahr, die in Kindertagesstätten oder in Tagespflege betreut werden, sowie für Schulkinder. Auch gilt eine einrichtungsbezogene Impfpflicht für Mitarbeiter sämtlicher medizinischer und pflegerischer Einrichtungen einschließlich der Mitarbeiter in Kitas und der Kindertagespflege. Die Impfkosten werden zu einem großen Teil von den Krankenkassen oder auch vom Arbeitgeber übernommen.

Die Ständige Impfkommission (STIKO), ein unabhängiges Expertengremium, empfiehlt Erwachsenen die folgenden Schutzimpfungen als Basis- bzw. Auffrischimpfungen:

- Diphtherie
- Hepatitis B
- Humane Papillomviren (HPV)
- Keuchhusten
- Kinderlähmung (Poliomyelitis)
- Mumps, Masern, Röteln

- Pneumokokken
- Windpocken (Varizellen)
- Wundstarrkrampf (Tetanus)
- COVID-19

Eine generelle Impfempfehlung gegen die saisonale *Influenza (Grippe)* gibt die STIKO zwar nicht; sie empfiehlt sie jedoch vulnerablen Personen mit bestimmten Grunderkrankungen wie z. B. Diabetes, Asthma, chronischer Bronchitis, Herz-Kreislauf- und neurologischen Erkrankungen, einschließlich aller Personen, die das 60. Lebensjahr überschritten haben, sowie allen Beschäftigten in medizinischen und pflegerischen Einrichtungen. Allen Personen jenseits des 50. Lebensjahres empfiehlt die STIKO zudem eine Impfung gegen Gürtelrose (Herpes zoster). Hervorgehoben sei, insbesondere für Jugendliche und junge Erwachsene, die Impfung gegen Hepatitis B, die faktisch eine Geschlechtskrankheit ist (mehr als 65 Prozent aller Hepatitis-B-Fälle werden in Deutschland sexuell übertragen!).

Die Corona-Pandemie (SARS-CoV-2), die nunmehr zu einer Endemie geworden ist, hat in Gesellschaft, Politik und Medizin die Diskussion über den Wert, die Notwendigkeit, die Indikationen, mögliche Nachteile und Schäden von Impfungen überhaupt wieder aufflammen lassen. Die Motive der Impfgegner reichen von generellem Misstrauen in die Wissenschaft bis hin zu Verschwörungstheorien.

Unstrittig ist indes, dass die Entwicklung von Impfstoffen zu den größten und überzeugendsten Errungenschaften der Medizin zählt, die in Vergangenheit und Gegenwart zahllose Menschen vor Krankheit und vorzeitigem Tod bewahrten und weiterhin bewahren. Anzumerken ist allerdings, dass kein Impfstoff – wie überhaupt keine medizinische Behandlung – nebenwirkungsfrei ist und es in Einzelfällen zu Impfschäden kommen kann. Indes fällt das Nutzen-Risiko-Verhältnis nach weit überwiegender Expertenmeinung eindeutig zugunsten des Nutzens aus.

Was sonst noch auf ein langes gesundes Leben einzahlt

Dieses Kapitel darin aufgehen zu lassen, allein auf die bisher erörterten (körperbezogenen Determinanten) eines gesunden und langen Lebens abzuheben, wäre unentschuldbar. Insofern gehe ich hier auf zwei weitere bedeutende Elemente ein: Spiritualität und Religiosität einerseits und soziale Verbundenheit andererseits.

Dass religiös Gläubige und Menschen, die sich dem Transzendentalen öffnen, hinsichtlich ihrer Gesundheit und Lebenserwartung profitieren, erscheint prima vista nicht unbedingt einleuchtend; es ist jedoch belegt, dass dies tatsächlich der Fall ist: In über 1500 Studien konnte gezeigt werden, dass statistisch gesehen religiöse bzw. spirituelle Menschen weniger häufig erkranken, einen niedrigeren Blutdruck haben, besser vor Herz-Kreislauf-Erkrankungen geschützt sind, weniger Schmerzmittel benötigen und ein effektiveres Immunsystem haben. Sie leiden weniger unter Depressionen und bewältigen belastbare Lebensereignisse leichter. In der Zeitschrift *Psychologie heute* las man vor 20 Jahren den Satz: »Der Unterschied im Gesundheitszustand von Gläubigen und Ungläubigen ist ähnlich wie der zwischen Nichtrauchern und Rauchern.« Und Ellis Huber, der vormalige Präsident der Berliner Ärztekammer, meint: »Wenn Spiritualität ein Medikament wäre, wäre es längst zugelassen und würde von den Kassen bezahlt, denn sie wirkt!« Zu eindrucksvollen Resultaten gelangte vor wenigen Jahren eine amerikanische Studie: Die Lebenserwartung von Menschen, die einmal in der Woche zum »Gottesdienst« gehen – gleichgültig, ob in Kirche, Synagoge, Moschee oder Hindu-Tempel –, liegt um 6,6 Jahre höher als bei Personen, die nicht an religiösen Feiern teilnehmen.

Im Diskurs über die zahlreichen Faktoren, die Gesundheit und Langlebigkeit positiv beeinflussen, spielt die Bedeutung von Gemeinschaft, sozialer Verbundenheit und sozialer Aktivität eine eher untergeordnete Rolle, ist aber nicht minder wichtig.

Es leuchtet unmittelbar ein, dass Gemeinschaft in ihren vielfältigen Formen – ob in Familie, im Beruf, Freundeskreis oder Ehrenamt – Sinn stiftet und für die Lebenszufriedenheit geradezu unerlässlich ist. Dass sie darüber hinaus einen direkten Einfluss auf Gesundheit und Langlebigkeit hat, ist ebenfalls nicht nur naheliegend, sondern auch durch wissenschaftliche Studien untermauert. Deren überzeugendste ist eine seit 1938 (!) laufende amerikanische Langzeitstudie, die »Harvard Study of Adult Developement«, die mittlerweile mehrere Generationen mit Tausenden von Studienteilnehmern umfasst. Robert Waldinger, Psychiater und derzeitiger Studienleiter, fasst die Ergebnisse in zwei Statements prägnant zusammen. »Einsamkeit ist dem Rauchen vergleichbar; sie tötet.« Und: »Verbundenheit mit anderen ist ein besserer Indikator für ein langes und glückliches Leben als soziale Klasse, Intelligenzquotient oder sogar die Gene.«

Was wir von den Bewohnern der Blue Zones lernen können

Wie wir gesehen haben, sind es eine ganze Reihe von Faktoren, die zu einem langen, gesunden Leben beitragen. Insbesondere eine ausgewogene Ernährung, vor allem die Reduktion der

Kalorienaufnahme, steht in engem Zusammenhang mit Langlebigkeit. Dies zeigt sich eindrucksvoll bei den Bewohnern der sogenannten Blue Zones in verschiedenen Regionen der Welt.

Blue Zones sind Weltgegenden – zu ihnen gehören die Inseln Okinawa (Japan), Ikaria (Griechenland) und Sardinien (Italien) –, in denen eine hohe Rate von Hundertjährigen vorkommt und die Menschen generell gesünder und länger leben. Sie leiden nur an einem Bruchteil der Krankheiten, die in den entwickelten Nationen üblich sind, wie etwa Herz-Kreislauf-Erkrankungen, Krebs und Demenz. Entdeckt und beschrieben wurden die Blue Zones erstmals 2005 von dem amerikanischen Journalisten und Forscher Dan Buettner, der folgende gemeinsamen Lebensstilmerkmale der Blue-Zone-Bewohner identifizierte:

- Familie – wichtiger als andere Anliegen
- Mäßige Zufuhr von Nahrungsenergie
- Pflanzenbasierte Ernährung
- Mäßiger Alkoholkonsum (Wein)
- Nicht rauchen
- Engagement in Spiritualität/Religion
- Ständige moderate körperliche Aktivität
- Soziales Engagement/Gemeinschaft
- Entspannung von Körper und Geist

Und auch Fasten stellt ein gezieltes Werkzeug zur Förderung von Gesundheit und Lebensdauer dar. Neben seiner tradierten religiösen und kulturellen Bedeutung wird das Fasten – hier verstanden als Kalorienrestriktion – als eine Möglichkeit propagiert, den Alterungsprozess zu verzögern und die Lebenserwartung zu erhöhen. Es existieren verschiedene Formen des Fastens. Die sanfteste: ein Fastentag pro Woche, an dem

600 kcal erlaubt sind. Intervallfasten: Fasten an zwei Tagen pro Woche, je Fasttag dürfen 600 kcal zu sich genommen werden. Alternierendes Fasten: Jeden zweiten Tag streng fasten, d. h. nicht mehr als 600 kcal pro Tag, viel Wasser, Tee oder Kaffee trinken.

Das gesunde Gläschen Wein gibt es nicht

Gesichert ist, dass es für den Konsum von Alkohol – zu Recht wegen seines hohen Abhängigkeitspotenzials als Droge qualifiziert – keine gesundheitlich unbedenkliche Menge gibt. Alkohol ist ein Zellgift, selbst wenn es in nur geringen Mengen konsumiert wird. Als solches schädigt es alle Organsysteme, allen voran das Nervensystem und die Leber; es ist Mitverursacher zahlreicher anderer Erkrankungen wie Bluthochdruck, Herzmuskel-, Magen-, Speiseröhren- und Bauchspeicheldrüsenerkrankungen. Alkohol ist mit einem erhöhten Krebsrisiko und wegen seines hohen Kaloriengehalts oft mit Übergewicht assoziiert. Auch die mentale und körperliche Zerrüttung von manifest Alkoholkranken sowie die sozialen Folgen übermäßigen Alkoholkonsums sind hinlänglich bekannt.

Indes ist Alkoholkonsum weltweit verbreitet, in vielen Kulturen tief verwurzelt, Teil sozialer Rituale und festlicher Aktivitäten, immer wieder auch als »soziales Schmiermittel« apostrophiert. Ebendeswegen und des enorm weiten Spektrums des individuellen Alkoholkonsums wegen hat die WHO lange Zeit ein geschlechterbezogenes Risiko-Stufenschema propagiert, das zwischen risikoarmem, riskantem, gefährlichem und hochgefährlichem Alkoholkonsum unterscheidet.

Indes hat die WHO 2024 die vormaligen Empfehlungen zum

Alkoholkonsum revidiert, denen auch die Deutsche Gesellschaft für Ernährung folgt. Aus ihrem Positionspapier seien hier die zentralen Aussagen wiedergegeben:

- Es gibt keinen gesundheitlich risikofreien Alkoholkonsum; daher sollten erwachsene Menschen keinen oder möglichst wenig Alkohol trinken. Vor allem die Gesundheit junger Menschen profitiert von einem Verzicht auf Alkohol.
- Für gesunde, nicht schwangere oder stillende Erwachsene wird ein Alkoholkonsum von ein bis zwei alkoholischen Getränken pro Woche (< 27 g Alkohol/Woche) als *risikoarm* angesehen, ein Alkoholkonsum von mehr als zwei bis sechs alkoholischen Getränken pro Woche (27–81 g Alkohol/Woche) ist mit einem moderaten Krankheitsrisiko assoziiert, bei mehr als sechs alkoholischen Getränken in der Woche (> 81 g Alkohol/Woche) ist das Risiko für Folgeschäden hoch. Dabei gibt es keine geschlechtsspezifischen Unterschiede im Risiko für gesundheitliche Folgen bei risikoarmem und moderatem Konsum. Ein risikoarmer Konsum nach den Berechnungen des Canadian Center on Substance Use and Addiction ist deutlich geringer als die bisher angenommenen Grenzwerte, vor allem bei Männern.
- Aufgrund des steigenden Risikos für negative Folgen beim Konsum von großen Mengen Alkohol sollen riskante Alkoholmengen sowie Rauschtrinken in jedem Fall vermieden werden.
- Kinder und Jugendliche sollen keinen Alkohol konsumieren aufgrund der akuten Neurotoxizität von Alkohol, potenzieller negativer Auswirkungen auf ihre physische sowie kognitive Entwicklung und des Risikos der späteren Entwicklung eines riskanten Alkoholkonsums sowie von Alkoholgebrauchsstörungen.

Vor wenigen Monaten griff die WHO den Zusammenhang von Alkoholkonsum und Krebserkrankungen erneut auf: Nach epidemiologischen Studien verursacht Alkohol allein in Europa, dessen Alkohol-pro-Kopf-Verbrauch mehr als das Doppelte des weltweiten Durchschnitts beträgt, ca. 800 000 Krebstodesfälle, unter ihnen, so die Schätzung für 2020, insbesondere Krebs des oberen und unteren Verdauungstrakts sowie Brustkrebs. Indes lässt sich eine Konsumschwelle, ab der die krebserregenden Wirkungen von Alkohol im menschlichen Körper sich zu manifestieren beginnen, nicht angeben.

Als Konsequenz fordert die WHO in einem 2025 erschienenen Bericht, dass gesundheitsbezogene Warnhinweise auf allen Alkoholprodukten vorgeschrieben werden sollten, um den Zusammenhang zwischen Krebs und Alkoholkonsum zu verdeutlichen, die Attraktivität der Produkte zu verringern und die Unterstützung für andere Maßnahmen zu erhöhen. So soll der »dringend benötigte Wandel in der europäischen Darstellung von Alkohol ermöglicht werden«. Irland hat sich bereits entschieden und wird das erste Land sein, das ab 2026 entsprechende Warnhinweise auf sämtlichen alkoholhaltigen Gefäßen gesetzlich vorschreibt.

Fazit: Mag es auch Menschen geben, für die Langlebigkeit, gewollt oder ungewollt, nicht erstrebenswert ist; die genusssüchtig sind und denen Konsum und Gaumenfreuden über alles gehen; die den Wert von Bewegung und Schlaf nicht zu schätzen wissen oder nicht achten; denen das Maßvolle fremd ist; die Raubbau an ihrer Gesundheit betreiben – sieht man von solchen Menschen ab, ist es für die gesellschaftliche Mehrheit ein zwar komplexes, indes erstrebenswertes Unterfangen, in Gesundheit ein möglichst hohes Lebensalter zu erreichen. Es ist allerdings an Voraussetzungen und Fähigkeiten gebunden, die in unserer Gesellschaft höchst unterschiedlich verteilt und nur einer Minderheit gegeben sind. Armut, soziale Herkunft und Deprivation, mangelnde Bildung und Kritikfähigkeit, insbesondere werbenden und medialen Einflüssen gegenüber, sind die entscheidenden Parameter, die den von ihnen betroffenen Menschen eine konsequent gesunde Lebensführung kaum ermöglichen. Denn immer noch gilt: Wer von Armut und Bildungsferne betroffen ist, stirbt früher.

KAPITEL 18

Der gebrechliche Mensch – krank oder nur alt?

Weltweit altert die Bevölkerung in rasantem Tempo. Während im Jahr 2004 rund 461 Millionen Menschen über 65 Jahre alt waren, wird ihre Zahl bis 2050 auf über zwei Milliarden steigen. Die weitreichenden Konsequenzen für die Planung und Bereitstellung von Gesundheitsdiensten und sozialer Fürsorge liegen auf der Hand – insbesondere in einer Zeit, in der »gesundes Altern« und Langlebigkeit zu zentralen gesellschaftlichen Anliegen, vor allem in westlichen Ländern, geworden sind.

Der problematischste Ausdruck der Alterung der Bevölkerung ist der klinische Zustand der Gebrechlichkeit. Gebrechlichkeit ist indes keine Krankheit, sondern ein komplexes Syndrom, das mit fortschreitendem Lebensalter eines Menschen assoziiert auftritt, sich aber ursächlich nicht allein mit dem Alter erklären lässt.

Schätzungen besagen, dass zwischen einem Viertel und der Hälfte aller Menschen jenseits des 85. Lebensjahres gebrechlich sind: Sie haben ein erhöhtes Risiko für Stürze, Verwirrtheitszustände, Behinderungen, dauernde Pflegebedürftigkeit. Umgekehrt bedeutet das aber auch: Bis zu drei Viertel aller über 85-Jährigen sind nicht gebrechlich, was die Frage nahelegt, wie und warum sich Gebrechlichkeit entwickelt, wie sie verlässlich diagnostiziert und wie man ihr vorbeugen kann.

Gebrechlichkeit entsteht aus einem fortschreitenden altersabhängigen Versagen multipler physiologischer Systeme, die ihrerseits eine erhöhte Vulnerabilität des gesundheitlichen Status triggern, ausgelöst durch vergleichsweise geringe stressorische Ereignisse. Anders ausgedrückt: Gebrechlichkeit ist ein Status erhöhter Anfälligkeit des Organismus, seine Homöostase trotz Einwirkung einer Krisensituation oder einer Belastung aufrechtzuerhalten. Eine anscheinend wenig einschneidende Zäsur (ein neues Medikament, ein kleiner chirurgischer Eingriff, ein Sturz) resultiert in einer dramatischen und unverhältnismäßigen Änderung des gesundheitlichen Status: von der Mobilität zur Immobilität, von der stabilen Körperhaltung zur Fallneigung, von der Geistesklarheit zur Verwirrtheit, von der Unabhängigkeit zur Abhängigkeit. Gebrechlichkeit ist ein chronisch progredienter Prozess, der zwar unumkehrbar ist, dem aber in gewissen (engen) Grenzen präventiv und mittels gezielter Interventionen entgegengewirkt werden kann.

Empfehlungen für Menschen höheren Lebensalters zur Vorbeugung und Hinauszögerung von Gebrechlichkeit

- Bleiben Sie körperlich – soweit es Ihre gesundheitliche Verfassung zulässt – und mental aktiv. Verlassen Sie Ihre Wohnung oder Ihr Seniorenheim wenigstens einmal am Tag. Gymnastik, eventuell unter Anleitung, ist eine hilfreiche Ergänzung. Ein kurzer Spaziergang ist Ihrem Wohlbefinden dienlicher, als zu Hause (gelangweilt?) im Sessel zu verweilen. Lesen Sie Zeitungen und Bücher. Denksportaufgaben und Spiele (Karten- und Brettspiele) erhalten Ihre geistige Beweglichkeit. Suchen Sie die Gemeinschaft anderer.

- Das Altern geht oftmals mit Appetit- und Gewichtsverlust einher. Insbesondere die Muskelmasse verringert sich (Sarkopenie), die bereits ab dem 50. Lebensjahr abnimmt. 80-Jährige haben deshalb schon 40 Prozent ihrer Muskelmasse verloren. Dem können Sie, jedenfalls in Grenzen, entgegensteuern: Prüfen Sie hin und wieder Ihr Gewicht, und achten Sie auf ausreichende Ernährung, die eher hochkalorisch und dabei proteinreich sein sollte. Auch die Flüssigkeitszufuhr (mineralienreich!) darf nicht vernachlässigt werden; empfohlen werden 1,5 l/Tag. Flüssigkeitsmangel führt zu Leistungsschwäche, Apathie und Infektanfälligkeit.
- Üben Sie in Absprache mit Ihrem Arzt äußerste Zurückhaltung bei der Medikamenteneinnahme. Besonders Psychopharmaka, Schlafmittel und oftmals im Alter zu hoch dosierte Blutdrucksenker können Ihre mentale und körperliche Verfassung negativ beeinflussen (Verwirrtheit, Tagesschläfrigkeit u. a.) und erhöhen die Sturzgefahr. Hormone (Anabolika) sind bei Männern nur bei nachgewiesenem Testosteron-Mangel eine gut abzuwägende Option, um dem Verlust von Muskelmasse entgegenzusteuern. Für Vitamin B12 und Vitamin D gilt, dass sie nur dann tablettiert eingenommen werden sollten, wenn der Blutspiegel trotz ausgewogener Ernährung anhaltend zu niedrig gemessen wird.

KAPITEL 19

Alzheimer-Demenz – die Kontroverse um die Frühdiagnostik

Die Demenz, auch bekannt als Krankheit des Vergessens, gilt als eine der schwerwiegendsten und verheerendsten Erkrankungen des Alters. Kein Wunder, dass immer mehr Menschen Angst davor haben, dement zu werden. Allein in Deutschland leben 1,8 Millionen Menschen mit Demenz. Die meisten von ihnen sind von einer Alzheimer-Krankheit betroffen. Die unübersehbare Vielfalt der Forschungsergebnisse sowie der diagnostischen, therapeutischen und präventiven Optionen der bis heute nicht heilbaren Alzheimer-Demenz (AD) in allen ihren Facetten darzustellen, würde den Rahmen dieses Buches sprengen. Aber ich möchte die strittige Frage ihrer Frühdiagnostik herausgreifen, die seit Kurzem möglich ist, weil sie sich zahlreichen insbesondere älteren Menschen mit hoher subjektiver Dringlichkeit stellt.

Die Faktenlage

AD ist die häufigste Form der Demenz (und nur sie ist Gegenstand dieses Kapitels). Sie ist eine über Jahre langsam progredient verlaufende neurodegenerative Erkrankung des Gehirns, deren wichtigster Risikofaktor das Alter ist. Sie erfasst meist

Menschen erst jenseits des 65. Lebensjahres, tritt mit zunehmendem Alter gehäuft auf, geht mit kognitivem Verfall, schließlich dem Verlust des Selbst einher und führt letztlich zum Tod.

Ihre Ursachen sind weitgehend ungeklärter Natur: Fakt ist, dass es zu krankheitstypischen Eiweißablagerungen (Amyloid) in bestimmten Nervenzellen des Gehirns kommt, die für deren Absterben verantwortlich sind.

Etwa zwei Prozent aller Alzheimer-Fälle, die sich vor dem 60. Lebensjahr manifestieren, werden nach den klassischen Regeln der Vererbungslehre autosomal-dominant an die Nachkommen weitergegeben, die damit Träger einer oder mehrerer Genmutationen (ApoE4) sind. Sie können durch eine DNA-Analyse sicher diagnostiziert werden. Bei ihnen besteht eine Erkrankungswahrscheinlichkeit von 50 Prozent.

Die bei Weitem häufigste Form der Alzheimer-Erkrankung ist die altersbedingte, sporadisch auftretende Form, die indes auch von genetischen sowie anderen zum Teil noch unbekannten Faktoren beeinflusst wird. Bei ungefähr 10 bis 30 Prozent dieser Patienten finden sich weitere Betroffene in der Familie, zumeist bei erst-, aber auch zweitgradigen Verwandten (familiäre Alzheimer-Erkrankung).

Die AD wird heute als ein Kontinuum kognitiver Verluste verstanden, dem sich drei Stadien zuordnen lassen, die mit einer Verringerung der kognitiven Leistungsfähigkeit im zeitlichen Verlauf einhergehen:

- Das präklinische Stadium der AD ohne objektivierbare Kognitionseinschränkung, das mit vollkommener Symptomfreiheit und/oder mit allein subjektiven geringen Beeinträchtigungen einhergeht (fachsprachlich: SCD = *subjective cognitive decline* = subjektive kognitive Störung, z. B. Vergesslichkeit). Dieses kann übergehen in das

- Prodromalstadium mit objektiver kognitiver Beeinträchtigung bei erhaltener Alltagskompetenz (fachsprachlich MCI = *mild cognitive impairment* = messbare kognitive Einschränkung).
- Diesem Stadium wiederum kann – muss aber nicht! – eine manifeste AD folgen, mit zunehmendem Verlust von Kognition und Alltagskompetenz bis hin zum AD-Vollbild und umfassender Pflegebedürftigkeit.

Bis heute gibt es für die AD zwar keine ursächlichen, dafür aber krankheitsmodifizierende Therapien, die das Fortschreiten der Erkrankung verlangsamen, wenn auch nicht verhindern können. Jüngstes Beispiel hierfür ist das Medikament Lecanemab, ein monoklonaler Antikörper, der insgesamt zu einer Abschwächung der weiteren symptomatischen Verschlechterung führt. Er wird als Infusion verabreicht, die mit beachtlichen Nebenwirkungen einhergehen kann (kleinste Hirnblutungen, Hirnschwellung, Schüttelfrost, Übelkeit u. a.). Nach anfänglicher Ablehnung hat die Europäische Arzneimittelagentur (EMA) Lecanemab nun doch für bestimmte Patientengruppen im Frühstadium ihrer Erkrankung empfohlen, aber noch nicht zugelassen (Stand März 2025).

AD-Prävention bleibt, unabhängig von medikamentösen Therapien, eine zentrale Strategie dafür, das Auftreten der Erkrankung hinauszuzögern und ihren Verlauf zu mildern, d. h. ihre Risikofaktoren positiv zu beeinflussen. Zu ihnen gehören Bewegungsarmut, Bluthochdruck, hoher Cholesterinspiegel, Diabetes, Depressionen, starkes Übergewicht, Rauchen, Alkoholkonsum, Einschränkung der Sehkraft, Hörminderung und, nicht zuletzt, soziale Isolation. Indes sind dies Risiken, die der Gesundheit generell abträglich sind.

(Früh-)Diagnostik der AD

Lange Zeit beruhte die AD-Diagnostik allein auf Symptomen wie dem deutlichen Verlust der Selbstständigkeit im Alltag, Verlust der Orientierung in Raum und Zeit, übermäßigem Gedächtnisschwund u. a.; Symptome, deren Wertigkeit auch von zahlreichen kaum zu objektivierenden Umständen abhängt, wie z. B. individuellen Fähigkeiten, Gewohnheiten und Lebensumständen des Betroffenen, zudem von den Auskünften der Angehörigen und letztlich auch der Symptombewertung durch den untersuchenden Arzt. Ergänzt und erweitert wurde (und wird) die Diagnostik auf Basis der Symptome durch funktionelle Bildgebung (fMRT) des Gehirns.

Die (Früh-)Diagnostik der AD hat während der letzten Jahre enorme Fortschritte erzielt, die noch längst nicht abgeschlossen sind. Sie umfasst seit Kurzem die Möglichkeit, die alzheimertypischen pathologischen Eiweiße im Nervenwasser des Rückenmarks und im Blut nachzuweisen. Gerade diese Eiweiße haben sich für die (Früh-)Diagnostik einer AD als wertvoll und zukunftsträchtig erwiesen. Als Biomarker (z. B. p-Tau und t-Tau) kommt ihnen zunehmende prognostische Bedeutung (Vorhersagewert) zu, weil sie bereits im präklinischen Stadium, d. h. bei symptomlosen Menschen, nachweisbar sind.

Ob man sich einer Demenz-(Früh-)Diagnostik einschließlich der Bestimmung von Biomarkern unterziehen sollte, will wohlüberlegt sein. Wie auch immer die Entscheidung ausfällt, sie sollte zuvor mit einem kundigen und vertrauten Arzt und, sofern vorhanden, mit den Angehörigen erörtert werden. Denn sie birgt Vor- und Nachteile, die vor einer Entscheidung für oder gegen eine Diagnostik sorgsam gegeneinander abgewogen werden wollen.

Vorteile der Frühdiagnostik:

- Es besteht ein Anrecht auf eine möglichst frühzeitige zutreffende Diagnose.
- Da seit Kurzem krankheitsmodifizierende Therapien zur Verfügung stehen, ist die Möglichkeit gegeben, die Alzheimer-Krankheit im frühen Stadium (zum Beispiel bei MCI, mäßigen Gedächtnis- und Konzentrationsstörungen) zu verzögern oder sogar aufzuhalten. Letztere Symptome können, müssen aber nicht in eine manifeste Alzheimer-Erkrankung übergehen.
- Es besteht die Möglichkeit, die eigene medizinische und pflegerische Versorgung frühestmöglich selbstbestimmt zu regeln.
- Ein frühzeitiges Wissen über die Ursachen der Symptome führt bei manchen Betroffenen zur Erleichterung der Copingmöglichkeiten. (Als Coping wird eine Bewältigungsstrategie bezeichnet, die das Bemühen und die Anstrengungen einer Person beschreibt, die sich in einer überfordernden oder belastenden Lebenssituation befindet.)
- Umkehrbare Ursachen einer echte Demenz vortäuschenden Symptomatik können frühzeitiger erkannt und behandelt werden. Zu ihnen gehören zum Beispiel: erhöhter Hirndruck, Hirntumoren, Deliranz (Verwirrtheit bei schwerer Krankheit), Vitaminmangel und Depressionen.
- Früherer Verlust der Fahrerlaubnis mit der Folge des Schutzes des Betroffenen vor sich selbst und der Gesellschaft.
- Recht des Betroffenen auf einen »rationalen Suizid« inklusive der Abwendung finanzieller und Versorgungsbelastungen für Familienmitglieder.
- Möglichkeit der Teilnahme an klinischen Studien zur Erforschung von Diagnose- und Therapieverfahren.

- Pflegende Angehörige haben ausreichend Zeit, sich auf ihre Rolle als Pflegepersonen einzustellen und Hilfsangebote in Anspruch zu nehmen.

Nachteile der Frühdiagnostik:

- Die Wahrnehmung des Rechts auf Nichtwissen bedeutet, mögliche gesundheitliche Nachteile in Kauf zu nehmen.
- Eine kausale Präventions- oder Therapiemöglichkeit der Alzheimer-Demenz gibt es bis heute nicht.
- Starke emotionale Belastung durch »frühzeitiges Wissen« (mit Gefahr der Suizidalität)
- Angst, sich einer invasiven Untersuchung zur Untersuchung von Nervenwasser zu unterziehen (Lumbalpunktion)
- Gefahr der Stigmatisierung von Betroffenen (und ihrer Angehörigen)
- Gegebenenfalls negative berufliche Auswirkungen
- Eventuell frühzeitige Einschränkung der Autonomie (Verlust der Fahrerlaubnis)
- Frühdiagnostik als Teil der Krankenakte (künftig in der elektronischen Patientenakte enthalten, wenn kein Widerspruch): Änderung des Versicherungsschutzes, höhere Beiträge?
- Hohe Kosten für bildgebende Diagnostik (MRT, PET-CT)
- Auswirkungen einer falsch-negativen Frühdiagnose: Es entsteht beim Betroffenen die falsche Gewissheit, gesund zu sein, weshalb er gegebenenfalls beschließt, keine Behandlung in Anspruch zu nehmen.
- Auswirkungen einer falsch-positiven Frühdiagnose: Aus mäßigen kognitiven Einschränkungen (MCI) entwickelt sich nicht zwingend eine klinisch manifeste Demenz. Die Auswirkungen einer solchen Diagnose hingegen sind vielfältig:

Sie reichen von fälschlicherweise verursachtem Stress bei Betroffenen (und Angehörigen) über Behandlungen mit unerwünschten Nebenwirkungen eventuell bis hin zum Wunsch nach Euthanasie.

Tatsächlich ist es bei diesem Thema nicht ganz einfach, zwischen den Vor- und Nachteilen abzuwägen und zu einer Entscheidung zu kommen, ob eine solche Frühdiagnostik sinnvoll ist oder nicht. Auch der Demenzforscher Professor Dr. med. Elmar Gräßel vom Universitätsklinikum Erlangen (und seine Co-Autoren) konstatieren für die Alzheimer-Frühdiagnostik ein »Dilemma der Abwägung«: Die verfügbaren (von uns überprüften) Verfahren zur Frühdiagnostik lieferten keine verlässlichen Prognosen für das persönliche Erkrankungsrisiko und es gebe derzeit noch keine Evidenz für wirksame Präventions- und Therapiemöglichkeiten (...) Die Nachteile von Frühdiagnostik wie vorzeitiger Autonomieverlust oder gesellschaftliche und/oder finanzielle Ausgrenzung ließen sich bislang nicht aufwiegen durch den Vorteil, auf Basis informierter Entscheidung eine gute Vorsorge treffen zu können.

Die Empfehlungen

Da das Vorhandensein oder Nichtvorhandensein von Therapieoptionen einen wesentlichen Gesichtspunkt bei der Abwägung der Vor- und der AD-Frühdiagnostik darstellt, möchte ich Ihnen im Folgenden Grundlagen für eine evidenzberatungsbasierte Entscheidung an die Hand geben – basierend auf einem partnerschaftlichen Grundverständnis der ärztlichen Beziehung zu ratsuchenden Personen.

Die Entscheidungsgrundlagen für die Gewichtung der Vor- und Nachteile der SCD-/AD-Frühdiagnostik lassen sich in der Praxis eben nicht auf eine AD-Frühdiagnostik begrenzen, da dies nicht einer realen Beratungssituation entspricht. Die Ratsuchenden wollen wissen, wie sich aus ärztlicher Sicht ihre individuelle Situation darstellt, und zwar völlig unabhängig von der ja noch nicht bekannten Ursache der SCD. Die Grundlagen berücksichtigen im Wesentlichen zwei Aspekte:

- In welche Richtung geht der Wunsch des Patienten? Gibt es eine Tendenz für die Dominanz bestimmter Vor- oder Nachteile der Frühdiagnostik, z. B. eher in Richtung *wish to know* (wissen wollen) oder *wish not to kno*w (nicht wissen wollen)?
- In welcher Stufe der Frühdiagnostik befindet sich der Ratsuchende voraussichtlich – symptomlos, SCD, MCI?

Das Autorenteam von Professor Gräßel empfiehlt folgenden evidenzbasierten Entscheidungspfad:

- Liegen weder subjektive noch objektive kognitive Einbußen vor – also weder SCD noch MCI (Stufe 1) –, besteht nach derzeitigem Stand kein Handlungsbedarf, da – falls AD nach umfangreicher Diagnostik wahrscheinlich wäre – keine evidenzbasierte Präventionsmöglichkeit der möglichen Progression (Übergang in die nächste Stufe) existiert.
- Liegen entweder subjektive und/oder objektive kognitive Einbußen vor – also SCD (Stufe 2) oder MCI (Stufe 3) –, sollte berücksichtigt werden, dass durch eine systematische Suche nach der/den Ursache/n eine reale Chance besteht, die zwar seltenen, jedoch existierenden Fälle prinzipiell behandelbarer primärer oder sekundärer Demenzursachen zu entdecken und einem Behandlungsversuch zuzuführen

(z. B. Hirntumor, Schilddrüsenfunktionsstörung); jedoch nur, falls der Patientenwille nicht dagegen spricht (Recht auf Nichtwissen).

Die Deutsche Alzheimer Gesellschaft rät: »Wenn Symptome vorliegen, die auf eine Demenz hindeuten, ist die Diagnose zu einem möglichst frühen Zeitpunkt und auch unabhängig von der Stärke dieser Symptome aus zwei Gründen empfehlenswert: Erstens ist die Diagnose im Falle des Vorliegens einer Demenz Grundlage für die Therapie. Zweitens können mit ihrer Hilfe behandelbare Erkrankungen (z. B. Depression) ausgeschlossen werden. Zudem zeigt die Erfahrung, dass einige Betroffene durch eine frühe Diagnose in einer frühzeitigen Annahme und guten Anpassung an die veränderten Lebensumstände bestärkt werden können.«

Für andere ist es dagegen wichtig, durch eine Ablehnung der Untersuchung ihr Recht auf Nichtwissen wahrzunehmen und sich dadurch vor einem Wissen zu schützen, das ihre Lebensqualität zu diesem Zeitpunkt einschränken würde.

Die Deutsche Alzheimer Gesellschaft empfiehlt die Früherkennung zu einem Zeitpunkt ohne jede Symptombildung nicht, denn: ob und wann überhaupt eine Demenz zu Lebzeiten auftritt, ist höchst ungewiss. Eine 100-prozentig sichere Diagnose gibt es (noch) nicht, auch wenn dies bei Tests, die etwa im Internet angeboten werden, versprochen wird. Das heißt, es wird immer einen Teil von falsch-positiven oder falsch-negativen Diagnosen geben. Weil es zwar symptomaufschiebende Therapien, aber zurzeit keine Heilung gibt, hat eine einmal gestellte Diagnose weitreichende Konsequenzen für das Befinden der Betroffenen. Deshalb sollten Menschen, die den Wunsch nach einer solchen frühen Diagnose (d. h. vor dem Auftreten alzheimertypischer Symptome) äußern, z. B. wegen gehäuften

Auftretens von Demenzen in der Familie, über die Konsequenzen ausführlich aufgeklärt werden. Nur bei Patienten, die auch nach dem Aufklärungsgespräch noch eine solche Früherkennung wünschen, sollte man die Untersuchungen durchführen lassen.

KAPITEL 20

Das Lebensende: Vorsorge für das Unausweichliche

Sterben und Tod sind uns gewiss. Wo, wann und unter welchen Umständen uns das Lebensende ereilen wird, bleibt uns indes verschlossen. Abgesehen von unvorhersehbaren und unbeeinflussbaren Schicksalsschlägen wie Unfällen, Gewalteinwirkungen und Naturkatastrophen versterben die weitaus meisten Menschen der westlichen Hemisphäre absehbar an den Folgen einer chronischen Erkrankung. Dabei stehen Gefäßerkrankungen (Herzinfarkt, Schlaganfall), bösartige Tumoren und demenzielle Erkrankungen im Vordergrund.

Den Ängsten und Schrecken, die diese Erkrankungen naturgemäß gerade dann auslösen, wenn sie in den Sterbeprozess übergehen, sind wir keineswegs hilflos ausgeliefert. Innerhalb gewisser Grenzen obliegt uns die Gestaltung unseres Lebensendes gemäß unseren eigenen Wünschen und Vorstellungen. Um das eigene Lebensende für sich selbst und Nahestehende nicht von Zufälligkeiten abhängig zu machen, sollten Sie Ihre Wünsche für das Lebensende unbedingt in einer Patientenverfügung festhalten und die Optionen kennen, die beim Sterbewunsch eines Patienten zur Verfügung stehen, es sei denn, Sie überlassen Ihr Lebensende einer schicksalhaften Fügung.

Die Patientenverfügung

Sie ist Ausdruck der Selbstbestimmung des Patienten und seit 2009 gesetzlich verankert (BGB §1901, »Patientenverfügungsgesetz«). Sie ist ein wichtiges Instrument, um im Fall aktueller eigener Einwilligungs*un*fähigkeit Vorausfestlegungen darüber treffen zu können, welche Behandlungen am Lebensende zulässig sind bzw. untersagt (oder auch gewünscht) werden. Denn grundsätzlich ruht jede ärztliche und pflegerische Behandlung auf zwei Säulen: zum einen auf einer gerechtfertigten Indikationsstellung, zum anderen auf der Zustimmung des Kranken, auch am Lebensende. Andernfalls liegt eine unter Umständen strafbare Körperverletzung vor. Anders formuliert: Der Arzt ist an den vorausverfügten Willen des Patienten unmittelbar gebunden.

Eine Patientenverfügung – sie ist definiert als die *schriftliche* Niederlegung des Patientenwillens – ist vor allem deshalb sinnvoll, weil durch sie manche Leidenssituation am Lebensende vermieden wird. Nicht selten enden nämlich manche Sterbefälle zwischen Angehörigen und Ärzten streitig, weil eine Patientenverfügung oder Gesundheitsvorsorge-Vollmacht nicht vorliegt oder die Patientenverfügung uneindeutig ist.

Als Internist, der sich seit Jahrzehnten mit den medizinischen, ethischen und rechtlichen Fragen am Lebensende befasst, seien hier meinerseits die wichtigsten Erläuterungen und Empfehlungen zur Patientenverfügung zusammengefasst.

Man wähle möglichst keine eigenen Formulierungen. Vielmehr empfehlen sich Vordrucke (siehe auch Anhang), die rechtlich »wasserdicht« sind, um fehlerhafte oder unscharfe Ausdrucksweisen zu vermeiden. Beispielsweise reicht (lt. BGH) die pauschale Äußerung »ich wünsche keine lebensverlängernden Maßnahmen« nicht aus. Die Formulierungen sind dahingehend zu konkretisieren, dass z. B. eine Wiederbelebung, künstliche Ernährung, Beatmung oder die Verlegung auf eine Intensivstation untersagt werden. Begründet werden müssen die Vorausfestlegungen nicht. Weder ein Rechtsanwalt oder Notar noch ein Arzt muss vor Abfassung einer Patientenverfügung zurate gezogen werden oder ihre Rechtskraft beurkunden. Allerdings rate ich, vor der Niederschrift einer Patientenverfügung einen vertrauten Arzt zurate zu ziehen. Zudem besteht für eine Patientenverfügung keine zeitliche Begrenzung, gleichwohl ist ihre Aktualisierung im Sinne einer Bekräftigung durch regelmäßige (etwa jährliche) erneute Unterschrift mit Datum sinnvoll. Damit im Notfall bekannt ist, dass eine Patientenverfügung existiert, sollte ein Notfallpass (etwa im Portemonnaie) Angaben darüber enthalten, wo sie einzusehen ist.

Ergänzend zu einer Patientenverfügung empfiehlt es sich, einen Bevollmächtigten einzusetzen, der dem Willen des Patienten den Ärzten gegenüber (noch wirksamer) Ausdruck und Geltung verschafft. Eine Vollmacht ist immer schriftlich auszustellen. Wenig bekannt ist, dass auch nahe Angehörige (Ehegatten, Kinder) nicht automatisch zu Bevollmächtigten werden, sondern vom Vollmachtgeber zu bestimmen sind. Unbedingte Voraussetzung ist, dass zwischen Vollmachtgeber und Bevollmächtigtem ein wechselseitiges und uneingeschränktes Vertrauensverhältnis besteht, da bei Inkrafttreten der Vollmacht (der Herausgabe an den Bevollmächtigten) Letzterem weitgehende Befugnisse zustehen. Indes gilt für Eheleute in Gesundheitsangelegenheiten – sofern sie nicht getrennt leben und eine Vollmacht oder Betreuungsverfügung nicht vorliegt – seit 2023 ein Notvertretungsrecht. Es berechtigt die Partner, bei Bewusstlosigkeit oder schwerer Krankheit für einander zu sprechen und zu entscheiden, ob und in welchem Umfang eine Behandlung zu erfolgen hat.

Palliative Therapie

Unheilbar Kranken unnötiges Leid ersparen und ihnen ein selbstbestimmtes Leben ermöglichen: Darum geht es in der Palliativmedizin. Während eine *kurative* Behandlung immer auf (weitestgehende) Heilung abzielt, geht es bei einer *palliativen* Therapie um die *umfassende* Behandlung eines letztlich unheilbaren Zustands: Schmerzen und zahlreiche andere quälende Symptome (z. B. Schwäche, Müdigkeit, Appetitlosigkeit, Übelkeit, Erbrechen, Blutungen, Schluckstörungen u. v. a.) sind in aussichtsloser Krankheit und im Sterbeprozess außerordentlich häufig und verlangen nach Linderung; ebenso sind Hoffnungslosigkeit, Ängste und Depressionen, verbunden mit oftmals zunehmender sozialer Isolation, kennzeichnend für Menschen, deren Lebensende nahe ist. Eine *ganzheitliche* Sorge und Zuwendung – auch zu Angehörigen und Nahestehenden! – ist deswegen unerlässlich, um Schwerstkranken und Sterbenden eine bestmögliche Lebensqualität sowie Teilhabe am familiären und gesellschaftlichen Leben bis zuletzt zu ermöglichen. Seit 2015 besteht für alle Versicherten ein gesetzlicher Anspruch auf palliative Versorgung.

Den mithin umfassenden Anspruch palliativer Therapie – deshalb zutreffender als *Palliative Care* bezeichnet – auch tatsächlich einzulösen, ist man hierzulande auf einem guten Weg. Seit Jahren schon gewinnt sie nicht zuletzt angesichts des demographischen Wandels und der Zunahme chronischer Erkrankungen mehr und mehr an Bedeutung, in der Öffentlichkeit ebenso wie in den Gesundheitsberufen: Seit 2010 ist Palliativmedizin Prüfungsfach im ärztlichen Staatsexamen; mehr als 14 000 Ärzte führen heute die Zusatzbezeichnung »Palliativmedizin«; 340 Palliativstationen findet man an Krankenhäusern; es gibt derzeit 260 stationäre Hospize und 1500 ambulante Hospizdienste; zudem unterstützen mehr als 120 000 Menschen hauptamtlich, ehrenamtlich und bürgerschaftlich die Arbeit für schwerstkranke und sterbende Menschen (Stand März 2023, Deutscher Hospiz- und Palliativverband [DHPV]). Auch wenn insbesondere in ländlichen Gegenden und Kleinstädten eine flächendeckende *Palliative-Care*-Versorgung noch auf sich warten lässt, spiegelt sich ihre Attraktivität und Leistungsfähigkeit in der hohen Inanspruchnahme der Palliativstationen und Hospize. Mehr als 35 000 Patienten werden derzeit jährlich allein in stationären Hospizen versorgt.

Suizid und Suizidbeihilfe

Eine aussichtslose schwere Erkrankung kann die Leidensfähigkeit und Leidensbereitschaft eines Patienten so sehr zermürben und überfordern, dass er nach einem Ende verlangt, das als ein natürliches abzuwarten ihm selbst nicht mehr zumutbar erscheint. Selbst beste *Palliative-Care*-Versorgung ist dann oftmals nicht in der Lage, den Entschluss eines Schwerstkranken, seinem Leben selbst ein Ende zu setzen, zu revidieren.

Diesen Weg mithilfe Dritter – meist eines zur Suizidhilfe bereiten Arztes – zu gehen, hat das Urteil des Bundesverfassungsgerichts vom 26. Februar 2020 möglich gemacht, sofern der Suizidwillige über die Voraussetzung einer freiverantwortlichen Willensbildung verfügt, sein Entschluss beständig und wohlerwogen ist und seine Entscheidung ohne äußeren Druck oder Täuschung zustande gekommen ist. Um Suizidbeihilfe in Anspruch nehmen zu können, muss weder eine Krankheit noch ein bestimmtes Alter vorliegen; indes kann ein Arzt nicht dazu verpflichtet werden, Suizidhilfe zu leisten. Seine Aufgabe besteht zunächst darin, sich von der Freiverantwortlichkeit des Suizidenten zu überzeugen und dies zu dokumentieren, im Zweifel hat er eine Zweitmeinung (psychiatrisches Gutachten) einzuholen.

Sodann darf der Arzt ein tödlich wirkendes Medikament verschreiben, das der Suizidwillige *eigenhändig* einnimmt und schluckt (im Falle einer Infusion muss er das Ventil *eigenhändig* öffnen). Ausgenommen von den verordnungsfähigen Medikamenten sind derzeit solche, die dem Betäubungsmittelgesetz (BtmG) unterworfen sind (z. B. Natrium-Pentobarbital). Diese sind allerdings auch nicht notwendig, weil es andere nicht dem BtmG unterliegende Medikamente gibt, die ebenso wirksam, schnell und komplikationslos das Lebensende herbeiführen.

Das Urteil des Verfassungsgerichts impliziert auch, dass *jeder* Mensch unter den oben genannten Bedingungen, unabhängig vom Vorliegen einer Erkrankung, Suizidbeihilfe in Anspruch nehmen darf. Konkret heißt dies auch, dass niemand dazu verpflichtet ist, palliativmedizinische Angebote anzunehmen. Jeder Bürger darf sie ablehnen, weil er das Recht hat, über Ort, Zeitpunkt und Umstände seines Lebensendes selbst zu verfügen. So wünscht eine wachsende – wenn auch absolut gesehen geringe – Anzahl hochaltriger Menschen einen Präventivsuizid. Sie begründen dies damit, den im Alter unausweichlichen Autonomieverlust mit den Konsequenzen einer aus ihrer Sicht würdelosen Pflegebedürftigkeit und der Einbuße von gesellschaftlicher Teilhabe nicht erleben zu wollen.

Indes sollte ein Suizid einschließlich der Beihilfe zu ihm nur die letzte Option, die Ultima Ratio sein, ein unerträglich gewordenes Leiden und Leben zu beenden. Arzt, Patient und gegebenenfalls Nahestehende sollten gemeinsam ausloten, ob nicht doch eine palliative Therapie, ein Mehr an Zuwendung, an sozialer Aufgehobenheit und Teilhabe einen Suizidwilligen dazu veranlassen könnten, seinen Entschluss noch einmal zu überdenken und zurückzunehmen.

Bemerkenswert ist, dass seit dem Urteil des Verfassungsgerichts die Zahl der assistierten Suizide in Deutschland steigt, nach Schätzung der Deutschen Gesellschaft für humanes Sterben (DGHS) auf etwa 1200 im Jahr 2024. Davon entfielen 977 auf durch Sterbehilfeorganisationen vermittelte oder von ihnen selbst durchgeführte Suizidassistenzen, die übrigen auf Privatpersonen oder selbstständig arbeitende Ärzte. (In der Sterbestatistik des Statistischen Bundesamtes werden Suizidassistenzen bislang nicht gesondert aufgeführt.) Die Motive der durchschnittlich 79-jährigen Menschen waren Multimorbidität, Lebenssattheit oder eine Tumorerkrankung.

Einer Forsa-Umfrage nach, die im Oktober 2024 durchgeführt wurde, standen 84 Prozent der 1203 Befragten der Möglichkeit der Suizidassistenz positiv gegenüber. Allerdings gingen 83 Prozent davon aus, dass sie strafbar sei. Nur 15 Prozent wussten, dass Suizidassistenz, sofern ihr ein freiverantwortlicher Entschluss zugrunde liegt, legal möglich ist.

Auch die Haltung der Bevölkerung zu der in Deutschland nach § 216 StGB verbotenen und strafbewehrten aktiven Sterbehilfe wurde erfragt: 45 Prozent gaben an, dass sie »auf jeden Fall« erlaubt sein sollte, 42 Prozent antworteten mit »ja, eher«.

Abschließend sei resümiert: Sterben ist weder erlernbar, noch wird es seinen Schrecken jemals verlieren. Indes ist es von einem vormals als Widerfahrnis erlebten zu einem – jedenfalls in gewissen Grenzen – planbaren Ereignis geworden: Umstellt von den Möglichkeiten der Medizin, kann es verlängert, verkürzt oder seinem natürlichen Verlauf überlassen werden. Und ebenhierauf kann der einzelne Mensch seinem Selbstbestimmungsrecht gemäß im Sinne einer Wahl Einfluss nehmen, was dem Sterben manches von seinem Schrecken nehmen kann.

KAPITEL 21

Organspende – Zustimmungs- oder Widerspruchslösung?

Wenn Sie sich mit dem Lebensende beschäftigen, sollte auch die Organspende ein Thema sein. Möchten Sie nach Ihrem Ableben Organe oder Gewebe anderen Menschen zur Verfügung stellen? In diesem Kapitel finden Sie alle Informationen, die Sie zur Gewebe- und Organspende benötigen.

Die Spende eines Organs ist ein Akt menschlicher Hilfsbereitschaft und Solidarität, der einerseits zahllosen Menschen mit einem versagenden Organ das Überleben ermöglicht, andererseits tief in die körperliche und seelische Integrität des Spenders eingreift. Er berührt sein individuelles Todesverständnis, seine religiösen oder spirituellen Überzeugungen, sein Selbstbestimmungsrecht, sein Vertrauen in die Medizin sowie sein Verhältnis zu ihm nahestehenden Menschen.

Ängste und Unsicherheiten sind also mit der Frage des Für und Wider einer Zustimmung zur Organspende eng verflochten. Ebendeswegen ist die Hemmschwelle vieler Menschen, ihre Bereitschaft zu einer Organspende zu erklären, hoch und lässt sie zögern, zu Lebzeiten ihre Zustimmung zu einer Organspende schriftlich in einem Organspendeausweis oder einer Patientenverfügung zu dokumentieren.

Nie waren die Organspenderzahlen in Deutschland niedriger

als 2017, als sie auf 797 Spender zurückgegangen war (2007 waren es noch 1313). Für 2023 meldet die Deutsche Stiftung Organtransplantation (DSO) lediglich 869 Spender, 96 mehr als im Jahr zuvor.

Erstaunlich ist, dass mehr als 80 Prozent der Deutschen eine grundsätzlich positive Haltung zur Organspende einnehmen. Doch nur 40 Prozent haben ihre Entscheidung in einem Organspendeausweis dokumentiert, unter diesen wiederum ca. 75 Prozent zugunsten einer Organspende, acht Prozent widersprechen ihr, die Übrigen übertragen ihre Entscheidung auf Angehörige. Mangelt es also in Deutschland, wie die DSO konstatiert, an einer »Kultur der Organspende«? Hat unser ansonsten so hilfsbereites und spendenfreudiges Land im wörtlichen wie im übertragenen Sinne kein Herz für Schwerstkranke und Todgeweihte?

Sicher ist: Eine schlüssige Erklärung für die niedrige Rate bzw. den Rückgang der Organspenderzahlen kann bis heute niemand geben, so auch Axel Rahmel nicht, der medizinische Vorstand der DSO, noch im Januar 2023. Gefordert wird deshalb seit Langem eine umfassende Studie zur Erforschung der Gründe für die hiesige niedrige Organspendebereitschaft.

An Erklärungsversuchen für die Krise der Organspende mangelt es nicht: Von zu vielen Transplantationszentren ist die Rede, von mangelhafter Organisation, einer niedrigen, weil zu gering vergüteten Meldebereitschaft der Krankenhäuser. (Immerhin gibt es seit 2021 ein Transplantationsregister, das Daten von Spendern und Empfängern zentral zusammenführt.) Die von den Krankenkassen zur Verfügung gestellten Mittel für die Transplantationsbeauftragten der Kliniken würden allzu oft zweckentfremdet verwendet; Intensivmediziner und Pflegepersonal hätten Vorbehalte gegen die Organspende; es herrsche eine ungute Konkurrenzsituation zwischen der Betreuung potenzieller Organspender und der Behandlung Schwerstkranker auf Intensivstationen.

An der sinkenden Spendebereitschaft haben die genannten Defizite sicher einen nicht geringen Anteil; »doch die Ursachen für die niedrigen Spenderzahlen sind tiefgründiger«, so Axel Rahmel. Über diesen denkwürdigen und folgenreichen Befund schweigt er sich gleichwohl aus, wie auch andere Experten und Institutionen.

Warum es an der Bereitschaft zur Organspende in Deutschland mangelt

Wo also, so die naheliegende Frage, sind jene »tiefgründigen« Ursachen für die geringe Spendebereitschaft zu vermuten? Um ihnen nachzuspüren, ist ein Blick in das deutsche Transplantationsgesetz (TPG)* unumgänglich. Es gestattet die Organentnahme im Sinne einer »erweiterten Zustimmungslösung« nur dann, wenn der Verstorbene zu Lebzeiten sein Einverständnis dokumentiert hat oder bei fehlender Zustimmung oder Ablehnung die Angehörigen eine Organentnahme befürworten. Zuvor muss zudem der »unumkehrbare Ausfall aller Hirnfunktionen« (Hirntod) sicher diagnostiziert sein. Auch beinhaltet das TPG seit 2012 die Verpflichtung der Krankenkassen, ihre Mitglieder regelmäßig schriftlich über den guten Zweck der Organspende zu informieren, und die Aufforderung, deren Ablehnung oder Einwilligung zu bekunden. Zwar beabsichtigt der Gesetzgeber mit dieser Regelung die Erhöhung der Spendebereitschaft der Bevölkerung, besteht aber zugleich darauf, »dass

* *Das Transplantationsgesetz regelt seit 1997 in Deutschland die rechtlichen Voraussetzungen der Organspende.*

die Aufklärung die gesamte Tragweite der Entscheidung umfassen und ergebnisoffen sein muss [TPG § 2 (1)]«. Damit bekennt er sich zur Selbstbestimmung und freiwilligen Entscheidung des einzelnen Bürgers. Er unterstreicht diesen Standpunkt, indem er von einer Erklärungspflicht ausdrücklich Abstand nimmt: »Niemand kann verpflichtet werden, eine Erklärung zur Organ- oder Gewebespende abzugeben [TPG § 2].«

Im Gegensatz zur in Deutschland geltenden erweiterten Zustimmungslösung (bekannt auch als Entscheidungslösung) existieren in vielen europäischen Ländern andere Verfahren, zumeist die Widerspruchslösung. Sie besagt, dass einem Verstorbenen dann Organe entnommen werden dürfen, wenn er zu Lebzeiten nicht ausdrücklich widersprochen hat.

Auf den ersten Blick scheint diese Regelung eine Erhöhung der »Organernte« zu versprechen. Und so wird auch in Deutschland der Ruf nach einer Änderung des Transplantationsgesetzes laut:

»Organspende niedrigste Rate! Brauchen Widerspruchslösung! Das System versagt! Zu viele unnötige Tote! Keine Ethik der Unverantwortlichkeit!«, so die Haltung von Karl Lauterbach, bis 2025 Gesundheitsminister im Kabinett Scholz, der sich für die Einführung der Widerspruchsregelung erneut stark gemacht hatte, die unter seinem Vorgänger Jens Spahn im Januar 2020 im Bundestag gescheitert war. Doch würde die Widerspruchslösung die Organspenderquote tatsächlich erhöhen? Das ist, wie Untersuchungen aus anderen Ländern belegen, höchst zweifelhaft: Während in einigen Ländern die Spenderrate unter der Widerspruchslösung anstieg (z. B. Belgien), veränderte sich die Rate in anderen Ländern (z. B. Schweden, Singapur) nicht oder sank sogar (Brasilien, Dänemark, Lettland). Auch sind Länder bekannt, in denen sich die Einführung der Zustimmungslösung mit einer Erhöhung der Spenderrate verband (USA, Australien).

2019 wies eine OECD-Studie nach, dass in 17 Ländern mit Widerspruchslösung die Organspenderaten nicht höher waren als in 18 Ländern mit Zustimmungslösung. Eine 2024 von der Max-Planck-Gesellschaft publizierte Studie wies nach, dass die Widerspruchslösung die Organspenderate nicht erhöht.

Zudem wäre die Einführung der Widerspruchslösung nach Auffassung mancher Medizinethiker und Juristen auch deshalb fragwürdig, weil sie das Selbstbestimmungs- bzw. Persönlichkeitsrecht tangiert, insbesondere derjenigen, die sich nicht äußern (wollen). Und sich nicht äußern zu wollen bzw. zu müssen, ist legitim.

Es mangelt an Aufklärung

In der hierzulande anhaltenden Diskussion über eine Einführung der Widerspruchslösung wird immer wieder auf Spanien verwiesen, das die höchsten Spenderzahlen in Europa aufweist. Dort gilt zwar formal die Widerspruchslösung, faktisch jedoch die Zustimmungslösung, wie einer Gruppe Bundestagsabgeordneter schon 2019 beim Besuch mehrerer spanischer Transplantationszentren mitgeteilt wurde.

Mithin ist die Alternative – Zustimmungslösung oder Widerspruchslösung – eher ungeeignet, das niedrige Organspenderaufkommen zu erklären. Lohnenswert indes erscheint zu fragen, ob die Inhalte und Strategien der vom Gesetz geforderten umfassenden Aufklärung der Bevölkerung durch die Bundeszentrale für gesundheitliche Aufklärung (BZGA) und die in ihrem Sinne agierenden Interessenverbände auf die Spendebereitschaft unserer Bevölkerung einen Einfluss haben.

Aufklärung – ein genuin auf Offenheit angelegter diskursiver Prozess der (selbst-)kritischen Auseinandersetzung – zielt auf *Mündigkeit* der Aufzuklärenden; sie soll freies, selbstbestimmtes Entscheiden und wohlerwogenes Handeln ermöglichen; sie dient der Vergewisserung unserer selbst und der Antwort auf die Frage, wer wir sind und wer wir sein wollen; sie muss zudem am vorhandenen Wissen und an den herrschenden Anschauungen der Aufzuklärenden ansetzen.

Im Kontext der Organspende kann und darf Aufklärung sich nicht allein darauf beschränken, Solidarität, Nächstenliebe, gar Heldenhaftigkeit des Spenders hochzustilisieren; sie kann das notorisch umstrittene Hirntodkonzept (s. unten) nicht undiskutiert lassen; sie darf die Diskussion zentraler und klassischer Begriffe der abendländischen Ethik wie Personalität, Leben, Körper, Natürlichkeit, Integrität, Menschenwürde, Autonomie und Pietät nicht außer Acht lassen zugunsten einer »Aufklärung«, die letztlich einseitig altruistisch argumentiert und dabei simplistisch auf den allein biologisch verstandenen Tod rekurriert.

Gerade in einer Zeit, in der Sterben und Tod wie nie zuvor manipulierbar geworden sind und viele Menschen den Möglichkeiten und der Macht der Medizin mit Skepsis oder Misstrauen begegnen, ist eine solche Verkürzung unangemessen, weil sie existenzielle Fragen, Ängste und Zweifel der Menschen unberücksichtigt lässt. In Fragen der Aufklärung zur Organspende ist indes, wie sonst nirgends in der Medizin, äußerste Sensibilität, Offenheit und Redlichkeit gefordert. Davon aber sind die institutionellen Aufklärungskampagnen weit entfernt.

Diverse der Öffentlichkeit weitestgehend unbekannte wissenschaftliche Analysen, z. B. das von der Volkswagenstiftung geförderte Projekt »Tod und toter Körper«, widmen sich den Inhalten und der Qualität der Aufklärung zur Organspende. Sie haben sowohl die »Herstellung« von Wissen über die Organspende wie auch die Methodik der Bevölkerungsbefragungen, zumal zur Frage des Hirntodes, untersucht. Es stellt sich heraus, dass es den Produzenten des Aufklärungsmaterials erstens primär um eine Imagekampagne im Sinne eines »sauberen Transplantations*verfahrens*« geht; dass zweitens in nur 6 von 32 analysierten Kurzfilmen das Hirntodkriterium explizit angesprochen wird; und dass drittens die Behauptung der BZGA, die Bevölkerung setze den Hirntod mit »dem Tod« des Menschen gleich – dies sei also nicht das Problem –, in dieser Verallgemeinerung nicht zutrifft. Denn immerhin stimmten 28 Prozent der in der oben genannten Studie Befragten der Aussage »Hirntote Spender sollten nicht als Organspender benutzt werden« zu, und 37 Prozent hätten lieber ein künstliches oder ein aus Stammzellen gezüchtetes Organ als das eines Hirntoten, wenn sie selber auf eines angewiesen wären.

Wird die Frage der Legitimität der Hirntoddiagnostik überhaupt erörtert, dann allein mit dem Verweis auf die Existenz des Transplantationsgesetzes und die in ihm festgeschriebene Regelung zu ihrer Durchführung; als wäre allein die Tatsache, dass es ein Gesetz gibt, hinreichend dafür, Zweifel an der Organspendepraxis nicht aufkommen zu lassen. Übersehen wird dabei, dass das TPG sich allein auf medizinische Erkenntnis stützt und stützen muss! Die allerdings ist weder hierzulande noch anderswo unumstritten: Nicht einmal der Deutsche Ethikrat vertritt in der Frage des Hirntodes eine einheitliche Meinung: Zwar plädierte er 2015 geschlossen dafür, den Hirntod als Organentnahmekriterium zu akzeptieren, doch nur 18 seiner Mitglieder setzen das irreversible Erlöschen aller Hirnfunktionen (Hirntod) mit »dem Tod« des Individuums (sogenannte Tote-Spender-Regel) gleich; sieben hingegen halten den Hirntod zwar auch für ein Organentnahmekriterium, nicht jedoch für »den Tod« des Menschen schlechthin. Womit Raum gegeben ist für die diffizile Frage, ob Hirntote nicht doch –

wenn auch unwiderruflich – als Sterbende und damit noch Lebende anzusehen sind.

Zu aufschlussreichen Ergebnissen gelangen auch Analysen der Ikonographie bundesweiter, sich als »Informationskampagnen« ausweisender Plakataktionen und anderen Bildmaterials zur Organspendethematik, so etwa ein Video der Stiftung »Fürs Leben«: Ein junger Mann wartet an einer menschenleeren U-Bahn-Station (»Gesundbrunnen«) unter einer Anzeigetafel (»Betriebsstörung«) mit einem tragbaren Dialysegerät »nicht auf den Zug, sondern auf ein Spenderorgan« (Presse-Info Stiftung »Fürs Leben«) – eine surreale Situation, die dem Betrachter eine verzweifelt leidende Person vor Augen führt. Ihr nicht zu helfen, kommt dem »Tod auf der Warteliste« gleich. Der Betrachter wird als potenzieller Organspender in die Szenerie geradezu hineingesogen mit der Botschaft der Verpflichtung, dem Sterbenden durch einen zustimmend ausgefüllten Organspendeausweis ein Weiterleben zu ermöglichen. Der nicht handelnde und nicht leidende Betrachter, so die Botschaft des Films, ist verantwortlich für das Leiden des Patienten. Derartige Bilder mögen zwar – mit suggestiven Mitteln – Motivation induzieren, von Information und Aufklärung indes sind sie weit entfernt.

Der von der Deutschen Forschungsgemeinschaft (DFG) geförderte »Göttinger Organspende-Survey« – in den Aufklärungsmaterialien nirgends erwähnt – ging der Frage nach den tieferen Ursachen für die Zurückhaltung gegenüber einer Organspende in Deutschland nach. Er kommt zu dem Resultat, dass es weniger um erschüttertes Vertrauen der Bevölkerung in unser Transplantationssystem geht; auch sind Ignoranz und Desinteresse der Bürger nicht die Hauptgründe für die geringe Bereitschaft zur Organspende. Vielmehr seien es Skepsis gegenüber der Gleichsetzung von Hirntod mit dem Tod des

Menschen sowie kulturell tief verwurzelte generelle Körperkonzepte, die die (Nicht-)Bereitschaft zur Organspende beeinflussten. Nicht spendebereite Personen sähen den Körper nicht allein als physische, sondern als eine Identität und Persönlichkeitseigenschaften formende Ganzheit. So lehnten 88 Prozent der Befragten das Konzept »der Körper ist eine Maschine« zugunsten eines ganzheitlichen Körperkonzeptes ab. 35 Prozent unterstützten die Idee, dass manche Organe die Individualität und Einzigartigkeit einer Person konstituieren und nicht transplantiert werden sollten, etwa das Herz, weil es der Sitz der Seele sei (was überraschen dürfte, handelte es sich doch bei den Befragten um Angehörige einer gebildeten und »aufgeklärten« Schicht).

Entscheidungsfreiheit bei der Organspende

Zusammenfassend ergibt sich, dass die seit Jahren agierenden Aufklärer sich eher als Träger einer Mission denn als Bereitsteller von Information und Aufklärung verstehen. Sie betreiben Aufklärung als Beeinflussung in dem Sinne – zumindest implizit –, dass der Entschluss zur Organspende dem Bürger als moralisch höherwertig, wenn nicht gar als moralische Pflicht nahegelegt wird. Damit gerät jeder potenzielle Organspender unter Druck; eine eigene freie und wohlerwogene Entscheidung wird konterkariert und bei manch Unschlüssigem eher das Gegenteil des Gewünschten erreicht. Gänzlich übergangen wird, dass auch der Ablehnung einer Organspende oder einer Nichtäußerung eine wohlerwogene Entscheidung zugrunde liegen kann, die moralisch zu bewerten niemandem zusteht.

Dass unsere Bevölkerung für diese Zusammenhänge ein Gespür hat und deshalb mit Widerständen reagiert, hält Weyma

Lübbe, ehemaliges Mitglied des Deutschen Ethikrates, für hochwahrscheinlich: Die für die Aufklärung der Bevölkerung verantwortlichen Institutionen sollten die Bürger als Diskussionsteilnehmer behandeln und nicht als Objekte von mehr oder weniger durchschaubaren Kommunikationsstrategien zur Steigerung des Spendenaufkommens.

Unstrittig ist der Wert der Organspende als ein Akt menschlicher Hilfsbereitschaft nicht hoch genug einzuschätzen, doch ist er durchwirkt von höchst persönlichen weltanschaulichen und spirituellen Fragen, Zweifeln und Unwägbarkeiten. Ebendeswegen ist eine gewissenhafte und verantwortliche Entscheidung den Bürgern nur zuzumuten, wenn ihre Alternativen in der Gesamtheit ihrer Dimensionen aufgeblättert werden und den Bürgern zugänglich sind. Eben daran aber mangelt es. Deswegen werden Unentschlossenheit und das »Unbehagen« an der Organspende fortbestehen, möglicherweise gar noch zunehmen, wenn der zweifellos mühsame Weg einer Aufklärung, die ihren Namen zu Recht trägt, künftig nicht beschritten wird.

Ich selbst habe mich zur Organspende bekannt und dies in einem Organspendeausweis dokumentiert. Aus zwei Gründen: Zum einen akzeptiere ich das Hirntodkriterium als »den Tod« des Menschen, mithin auch als Kriterium des meinigen. Zum anderen, weil ich die »Goldene Regel« befürworte. Sie besagt, dass man zu Leistungen, die man von anderen erwartet oder erhofft, auch selbst bereit sein sollte. Ich respektiere indes alle Zeitgenossen, die eine von mir abweichende Todesvorstellung haben und die »Goldene Regel« nicht zur Grundlage ihrer Entscheidung machen. Denn die (von mir gewahrte) Gegenseitigkeit besteht, wie es auch Weyma Lübbe dargestellt hat, grundsätzlich im Respekt für die persönliche Entscheidung, nicht in der Gegenseitigkeit der Spendebereitschaft.

KAPITEL 22

Wie der Patient wieder mehr in den Mittelpunkt rücken kann

Um das System unserer Krankenversorgung steht es nicht gut. Es besser zu organisieren, ist allerdings eine gigantische gesellschaftliche Herausforderung. Schließlich soll die bestmögliche Medizin – nicht zuletzt der medizinische Fortschritt – an allen Krankenbetten ankommen. Zudem soll das Versorgungssystem fair und sorgsam mit den verfügbaren Ressourcen umgehen. Und es soll, nicht zuletzt, Raum für einen respektvollen und fürsorglichen Umgang mit den Kranken bieten. Das alles zu ermöglichen, erfordert Engagement und Expertise seitens der Ärzte sowie erheblichen politischen Gestaltungswillen und Mut.

Einer Krankenversorgung mit den oben beschriebenen Zielen geht es in erster Linie um Patientendienlichkeit. Mit anderen Worten: Der einzelne Patient soll von den erhofften medizinischen Fortschritten in den Grenzen seiner Selbstbestimmung profitieren können. Dabei leistet die systematische Umsetzung dieses Patientendienlichkeitsprimats nicht nur einen elementaren Beitrag zum Versorgungsnetz, das jeden Einzelnen sichern soll, sondern sie ist Spiegel der Menschlichkeit einer Gesellschaft.

Machen wir Patientendienlichkeit nicht zum übergeordneten Ziel des Ganzen – und damit auch nicht zum zentralen

Wert und Maßstab für die laufenden und dringend anstehenden Reformen im Gesundheitswesen –, dann verfehlt die Medizin ihren gesellschaftlichen Auftrag. Und das, obgleich unsere Krankenversorgung im internationalen Vergleich finanziell geradezu luxuriös ausgestattet ist – was sich im Alltag der praktizierten Medizin allerdings oft nicht widerspiegelt.

Auch wenn diese Diagnose im Kern nicht neu ist, ist der Bedarf einer ziel- und wertgeleiteten Radikaltherapie unseres Gesundheitssystems größer und offensichtlicher denn je. Eine solche Therapie wird sich nur in der Zusammenarbeit interdisziplinärer Experten, der Politik und der Gesellschaft entwickeln und umsetzen lassen. Dabei kommt der Medizinethik die Rolle zu, das therapeutische Primärziel der Patientendienlichkeit auszuflaggen, einzufordern und bei seiner Interpretation und Umsetzung mitzuwirken.

Die nachfolgenden Überlegungen beschränken sich daher auf die Krankenhausversorgung – aus Gründen der Fokussierung und weil diese in der Politik aktuell so heftig debattiert wird. Beobachter der dort ausgetragenen Lobbygefechte sehen vornehmlich Kontroversen um ökonomische und organisatorische Fragen. Was aber wirklich auf dem Spiel steht und in diesen Auseinandersetzungen aus dem Blick gerät, ist der Patient.

Istzustand: Mangelnde Patientendienlichkeit

Patientendienlichkeit bezeichnet die durchgängige Ausrichtung der Krankenversorgung am gesundheitlichen Wohlergehen und der Selbstbestimmung der Patienten. Das schließt die nachhaltige und gerechte Versorgung im Rahmen der verfügbaren Ressourcen ein. Als normativer Leitbegriff kann sich die Patientendienlichkeit auf nahezu jeden Aspekt und jede Ebene des Gesundheitswesens beziehen und in unterschiedlichen Zusammenhängen Unterschiedliches erfordern.

In unseren Krankenhäusern mangelt es alltäglich und auf allen Ebenen an Patientendienlichkeit: Man denke etwa an überlange Wartezeiten; an übereilte Abfertigungen in überfüllten Ambulanzen; an fehlende Ansprechpartner, bürokratische Vorschriften, unklare Behandlungspfade und unnötig hierarchische Arbeitsstrukturen; an finanzielle Fehlanreize; an zweifelhafte Verlegungsprozeduren; an nicht selten unzureichende Behandlungen oder mangelhafte Versorgungsstrukturen (die z. B. keine gemeindenahe Behandlung ermöglichen). So fühlen sich Patienten – und nicht nur sie – mitunter wie in kafkaesken Labyrinthen.

Ein indirektes Symptom mangelhafter Patientendienlichkeit ist auch der in den Gesundheitsberufen zunehmende *Moral Distress*, wie es im Fachjargon heißt. Ein solches moralisches Belastungserleben stellt sich bei Ärzten wie Pflegekräften ein, wenn das Versorgungssystem verhindert, dass sie ihren professionellen moralischen Maßstäben genügen können: etwa wenn sie erleben, dass man Patienten aussichtslose Behandlungen anrät, weil diese lukrativ vergütet werden. Oft genug sehen sie sich dabei sogar zur Mitwirkung gezwungen.

Dass Fachkräfte unter derart zermürbenden Bedingungen (mit dem Gefühl, in ethischer Hinsicht ohnmächtig zu sein und »im falschen Boot« zu sitzen) zunehmend aus der Patientenversorgung hinausstreben, ist so belegt wie verständlich. Dasselbe gilt für die zum Teil katastrophalen zeitlichen, organisatorischen und finanziellen Arbeitsbedingungen, die auch als Ausdruck mangelnder Wertschätzung der eigenen Professionalität empfunden werden. All dies schlägt als massive Einbuße an Arbeitszufriedenheit und Engagement des direkt betroffenen Personals zu Buche und ist aus Patientendienlichkeitssicht doppelt verhängnisvoll: So gehen einerseits fähige Behandler verloren, andererseits steigen Erschöpfung und Unzufriedenheit derer, die standhalten. Wenn sich hier nicht Entscheidendes ändert, wird sich die Spirale aus Unzufriedenheit, Überforderung, Abwanderung und Verlust an Versorgungsqualität immer schneller drehen.

Medizinische Versorgungsqualität

Ideale Patientendienlichkeit würde verlangen, jeden einzelnen Patienten in den Grenzen seiner Selbstbestimmung so gut zu behandeln, wie es der Stand der Wissenschaft zulässt. In der wirklichen Welt der Krankenversorgung stehen dem vor allem drei Faktoren entgegen: eine notgedrungen begrenzte Ressourcenlage, profitgesteuerte Entscheidungen im Umgang mit Patienten und mangelnde Qualifikation.

Zunächst zu den beiden Letztgenannten: Das 2003 neu eingeführte Fallpauschalen-Vergütungssystem sollte Krankenhäuser und Ärzte vor allem dazu anhalten, kostentreibende unnötige Behandlungen und Liegezeiten zu vermeiden. Dieser Effekt trat gewiss zum Teil ein – gleichzeitig aber gingen die Fallpauschalen mit neuen Fehlanreizen einher, die die Kliniken als Reaktion auf den anhaltenden wirtschaftlichen Druck umsetzten: Sie richteten die Auswahl, Aufnahme und Liegezeit von Patienten sowie Diagnosen, Behandlungen und Kapazitätsplanungen nicht am medizinischen Bedarf aus, sondern am Ertragspotenzial der Fallpauschalen.

Eines von vielen Fehlresultaten dieser Entwicklung ist etwa der Mangel an Kinderintensivbetten und -personal, der zur aktuell beklagten massiven Unterversorgung in diesem Bereich führt. Andererseits werden allzu oft Patienten, die ambulant versorgt werden könnten, stationär aufgenommen – allein, um die Betten auszulasten. Auch werden häufig ertragsstarke invasive und apparative Maßnahmen weniger lukrativen konservativen Behandlungen vorgezogen, ohne dass es dafür medizinisch nachvollziehbare Gründe gäbe. So werden oft überflüssige und zugleich risikobehaftete Operationen etwa an der Schilddrüse oder an der Prostata beim sogenannten Niedrigrisiko-Krebs vorgenommen. Gleichzeitig werden pflegerische und psychosoziale Maßnahmen sowie die sprechende Medizin – ein Ansatz, bei dem der Dialog zwischen Arzt und Patient im Mittelpunkt steht – weiter reduziert, weil sie unzureichende Erlöse erbringen. Mit anderen Worten: Auch im gegenwärtigen Vergütungssystem werden wirtschaftliche Fehlanreize auf Kosten der Patienten ausgenutzt, um Einnahmen zu erhöhen. Dahinter steht oft nicht das Streben nach hohem Profit, sondern finanzielle Überlebensnot der Krankenhäuser.

Stark beeinträchtigt wird die Qualität der Patientenversorgung zudem dadurch, dass Spezialbehandlungen nicht selten von Einrichtungen und Ärzten vorgenommen werden, denen die erforderliche technische Ausstattung oder Spezialkompetenz fehlt. Belegt ist dies etwa für die Behandlung von Herzinfarkten oder Schlaganfällen.

Ernsthaft beeinträchtigt wird die Behandlungsqualität im derzeitigen Mix ökonomischer und politischer Vorgaben durch etliche weitere Faktoren. So geht Zeit für Patienten durch überbordende Dokumentationspflichten verloren, die vielfach mehr der Abrechnung und rechtlichen Absicherung als der Qualitätssicherung dienen. So muss zu wenig Personal viel zu viele Fälle betreuen, wodurch sich Fehler häufen und der Therapieerfolg gefährdet wird. So stehen die Träger der Krankenhäuser und Ambulanzen in dysfunktionaler

Konkurrenz um lukrative Patienten, Mitarbeiter und Standorte. So wird eine integrierte Patientenversorgung dadurch erschwert, dass die unterschiedlichen Vergütungs- und Verwaltungssysteme für stationäre und ambulante Behandlungen wenig kompatibel sind. All das: Fußtritte für die Patientendienlichkeit.

Patientenbedürfnisse, Autonomie und ärztliche Empathie

Patienten haben ihre individuelle Geschichte, sie haben Ängste, Hoffnungen und Präferenzen. Insbesondere für Patienten, die an mehreren gleichzeitig bestehenden Krankheiten leiden, hochaltrig sind oder Verständnisschwierigkeiten haben, ist es schwer, sich in den Strukturen moderner Krankenhausmedizin zurechtzufinden. Sie dürfen nicht als bloße Empfänger medizinischer Dienstleistungen abgefertigt werden. Je nach Persönlichkeit und Situation muss ihr Bedürfnis nach uneingeschränkter Autonomie oder das nach umfassender Fürsorge im Vordergrund stehen. Patienten mit ihren Sorgen und Anliegen gerecht zu werden, erfordert daher – vor allem in existenziellen Notlagen – Empathiefähigkeit und Empathiezeit. Sie sind die Grundlage der besonderen Beziehung, die Ärzte und Behandlungsteams ihren Patienten anbieten müssen; sie sind das Fundament der Menschlichkeit, und sie sind die Basis informierter, gemeinsamer Entscheidungsfindung.

Für Patienten hat ein vertrautes und vertrauendes Verhältnis zu den sie behandelnden Personen messbar positive Effekte auf ihr Wohlbefinden wie auch auf den Behandlungserfolg. Auch die Vorsorgeplanung gestaltet sich leichter, wenn Menschen darauf bauen können, dass ihre individuellen Präferenzen berücksichtigt werden, sollten sie eines Tages nicht mehr einwilligungsfähig sein. Damit Ärzte und Behandlungsteams all dies leisten können, benötigen sie nicht zuletzt Zeit; die aber fehlt allzu oft in der gehetzten, komplexen und häufig anonymen Versorgungslandschaft des modernen Großkrankenhauses. Dass zudem das Einfühlungsvermögen verloren geht, wenn Stress übermächtig wird, liegt auf der Hand.

Immer häufiger leiden Ärzte und Pflegekräfte aber durch die oben skizzierten ökonomischen Fehlstrukturen an permanenter Erschöpfung. Hier müssen die Ruder entschieden herumgerissen werden: Mehr und zielgerichteter eingesetztes Personal, mehr Wertschätzung, mehr digitale Entlastung, mehr kreative Koordinierungs- und Orientierungshilfen, mehr Modellprojekte. Zugewandtheit, Aufmerksamkeit und Empathie sind mehr als nur *nice to have*: Sie sind unverzichtbar für die ärztliche Tätigkeit und essenziell für das Wohl der Patienten. Daher müssen sie mehr Gewicht und Raum erhalten und besser honoriert werden.

Gerechtigkeit in der medizinischen Versorgung

Seiner Grundidee nach hat das deutsche Gesundheitssystem eine durchgängig faire Versorgung zu leisten: Jeder Patient soll Zugang zu den nach aktuellem medizinischen Standard erforderlichen Maßnahmen haben – unabhängig von seiner persönlichen Zahlungsfähigkeit. Dieses Gleichbehandlungspostulat ist eine Errungenschaft und ein Markenzeichen, auf das wir stolz sein können und an dem wir festhalten müssen.

Unsere Bemühungen müssen sich also zum einen gegen bereits bestehende Ungleichheiten in der Versorgung richten, wie sie vom Wohnort, vom Versichertenstatus (privat oder gesetzlich), vom Bildungsniveau, vom medizinischen Vorwissen und von der sozialen Vernetzung der Patienten abhängen. Dass aus den genannten Faktoren gravierende Versorgungsunterschiede resultieren, weiß jeder. Sie zu objektivieren und Chancengleichheit anzustreben, gehört zu den Aufgaben der Gesundheitsberufe, insbesondere aber zu den Aufträgen der Gesundheitspolitik.

Versorgungsfairness auf hohem Niveau zu realisieren, erfordert zum anderen aber auch ein entschlossenes Vorgehen gegen überflüssige Maßnahmen und überzogene Kosten. So werden etwa hierzulande wider besseres ärztliches Wissen, aber zugunsten von Profiten und Rentabilitäten Abertausende von Herzkatheteruntersuchungen, Bandscheibenoperationen und nicht indizierten Intensivbehandlungen am Lebensende durchgeführt. Sie sind nicht nur deshalb abzulehnen, weil sie sowohl die Patienten als auch das Versorgungsbudget belasten, sondern auch, weil die vergeudeten Ressourcen an anderer Stelle fehlen und so die medizinische Fairness gefährden. Daher müssen rasch Wege gefunden werden, das Ausmaß solcher überflüssiger (und dabei oft schädlicher) Behandlungen radikal zu reduzieren.

Ändern müssen sich – nicht nur im Krankenhausbereich – auch problematische Vergütungsmechanismen. Ungerechtfertigte Lobbyinteressen und überzogene Gewinnstrategien (wie etwa bei der Privatisierung von Krankenhäusern, bei der Vermarktung von medizinischem Großgerät oder bei patentierten Arzneimitteln) dürfen nicht länger das Leistungsgeschehen bestimmen. Sie müssen durchschaubar gemacht und deutlich strikter kontrolliert werden.

Verschiedene Entwicklungen, die für sich genommen erfreulich sind, werden die Versorgungsgerechtigkeit in Zukunft noch weiter herausfordern: Der wachsende Anteil alter Menschen an der Gesamtbevölkerung geht mit einem erhöhten und qualitativ veränderten Versorgungsbedarf einher. Hinzu kommen die Innovationsschübe der modernen 4D-Medizin *(Drugs, Diagnostics, Devices, Data)*, die mit willkommenen, aber teils schwindelerregend kostspieligen Behandlungen die Gesundheitsausgaben weiter in die Höhe zu treiben drohen. Man denke etwa an die zahlreichen neuen Gen- und Zelltherapien (etwa bei Leukämien oder der Bluterkrankheit), implantierbare Herz-Defibrillatoren und Neurostimulationssysteme. Zugleich schwächt die veränderte Altersverteilung die Einnahmen der Gesetzlichen Krankenversicherung, sodass sich ihre Finanzsituation in den kommenden Jahren deutlich verschärfen wird. Schließlich macht der zunehmende Mangel an Fachkräften im Gesundheitswesen es immer schwerer, den steigenden Versorgungsbedarf zu decken. Die Patientendienlichkeit der Medizin dürfte – ohne entsprechende Gegensteuerung – durch diese Entwicklungen noch stärker unter Druck geraten.

Trotz aller Bemühungen werden sich Ressourcenengpässe unter den gegebenen Rahmenbedingungen absehbar nicht vermeiden lassen. Strittige Fragen danach, welche Leistungen durch das Solidarsystem der Krankenkassen erstattet werden sollen und welchen Anteil des Bruttosozialprodukts unser Gesundheitssystem in Zukunft ausmachen darf, werden sich erwartbar immer wieder aufs Neue stellen. Hierfür sind patientendienliche Priorisierungskonzepte zu entwickeln, die sicherstellen, dass der vordringliche Versorgungsbedarf der Patienten in einer fairen Art und Weise gedeckt wird. Die Grundlagen hierfür müssen in einem transparenten gesellschaftspolitischen Verständigungsprozess gelegt werden.

Wie der Patient wieder mehr in den Mittelpunkt rücken kann – neun Forderungen

- Jede künftige Reform der Krankenversorgung hat sich dem Primat der Patientendienlichkeit zu verpflichten. Anderenfalls verfehlt sie ihren im Kern moralischen Auftrag.
- Eine primär profitgesteuerte Medizin ist auf jeder Ebene zu unterbinden. Diese Maxime muss durch Transparenzgebote und strikte Kontrollmechanismen umgesetzt werden – in den Köpfen, in den Institutionen und im Recht.
- Unsere Krankenhauslandschaft muss dem veränderten Potenzial moderner Spitzenmedizin angepasst werden, um alle Patienten bei optimaler Ressourcennutzung bestmöglich zu behandeln.
- Das Gleichbehandlungsgebot gehört zu den tragenden Säulen unseres Solidarsystems. Nicht toleriert werden dürfen daher Versorgungsunterschiede, wie sie etwa durch den Versichertenstatus oder Wohnort bedingt sind.
- Die aktuell bestehenden Über-, Unter- und Fehlversorgungen sind gravierend und nicht hinzunehmen. Sie verstoßen in der Konsequenz individuell wie systemisch gegen das Gebot patientendienlicher Medizin.
- Zu den vordringlichen Veränderungen gehört die Verlagerung der Patientenversorgung in den ambulanten Bereich, soweit dies medizinisch sinnvoll ist.
- Den demographischen Herausforderungen gerecht zu werden, erfordert hohe Priorität für die Versorgung chronisch kranker und pflegebedürftiger Menschen.
- Empathie im Umgang mit Patienten ist Herzstück, nicht Beiwerk ihrer Behandlung und mitentscheidend für den Be-

handlungserfolg. Statt weiterhin im Routinebetrieb buchstäblich abtrainiert zu werden, muss sie zu einem integralen, ausreichend finanzierten Bestandteil der Versorgung werden.

- Wertschätzung für Engagement und Ethos der Menschen, die die Patientenversorgung alltäglich bewältigen, erfordert mehr als Lippenbekenntnisse. Vielmehr bedarf es umfassender kreativer Anreize, damit diese Berufe mit ihren fachlichen und empathischen Kernkompetenzen wieder attraktiv und lebbar werden.

Ausblick
Gesundheit in Zeiten der Desinformation

Glaubt man dem Ballermann-Sänger Michael Wendler, dann müssten die meisten Leser dieses Ausblicks, soweit sie COVID-geimpft sind, bereits das Zeitliche gesegnet haben. Wendler nämlich hatte im August 2021 seinen über 140 000 Followern auf dem Messenger-Dienst Telegram prophezeit: »Letzte Warnung! Dr. Coldwell* ist sicher: Im September sind alle Geimpften tot!« Auch zwei Jahre später verkündete er noch: »Jeder COVID-19-Geimpfte wird innerhalb von 24 Monaten sterben!«

Dieses Buch soll nicht schließen, ohne seine Leser eindringlich darauf hinzuweisen, dass Informationen zu Gesundheit und Krankheit, mit denen unsere Gesellschaft nicht allein in den sozialen Medien geradezu geflutet wird, zurückhaltend und mit kritischem Verstand zu begegnen sind.

Fehlinformationen, verstanden als falsche oder irreführende Daten und Informationen, die unbeabsichtigt weitergegeben

* *Dr. Coldwell ist ein amerikanischer Geschäftsmann, Wunderheiler und Verschwörungstheoretiker deutscher Herkunft, der beispielsweise auch behauptet, es handele sich bei den Corona-Impfstoffen um eine Mischung aus Krebszellen und Spinneneiern, mit denen Außerirdische die Menschheit ausrotten wollten, weswegen er Nahrungsergänzungsmittel anbot, die Geimpfte schützen sollten.*

werden, sowie absichtlich lancierte irreführende Desinformationen sind zwar keineswegs neu. Sie haben indes seit der Corona-Pandemie massiv zugenommen. Angst und die Dringlichkeit, Klarheit über die Infektion und ihre Auswirkungen zu erhalten, verbunden mit der zunehmenden Nutzung sozialer Medien und mit politisch-ideologisch unterlegten Interpretationen der Pandemie, leisteten einer Reihe falscher Behauptungen über das Virus und medizinische Gegenmaßnahmen erheblichen Vorschub. Der oben zitierte Post des Sängers Michael Wendler ist nur eines von zahllosen Beispielen.

Längst sind darüber hinaus Informationen zur Krebsprävention und -behandlung von irreführenden Social-Media-Inhalten durchdrungen: Patienten werden dazu verführt, evidenzbasierte Behandlungen zugunsten von influencergestützten Alternativen aufzugeben oder erst gar nicht zu beginnen; die Schwere psychischer Erkrankungen wird bagatellisiert; unregulierte Nahrungsergänzungsmittel, die angeblich alles vom Gewichtsverlust bis zur Verjüngung bewirken sollen, werden unaufhörlich beworben. Zudem ist Desinformation zu einem gezielt eingesetzten Instrument geworden, um seriöse Wissenschaftler und Angehörige der Gesundheitsberufe anzugreifen und zu diskreditieren. Die Auswirkungen solcher Desinformationen sind für die Gesamtgesellschaft wie für den Einzelnen zerstörerisch, mitunter tödlich.

Befördert mit derzeit kaum abzusehenden Folgen werden sie durch die jüngste Entscheidung des Technologieunternehmens Meta (Mark Zuckerberg), die Faktenprüfung aufzugeben: Meinungen der Nutzer stehen künftig auf einer Stufe mit geprüften Fakten – ein unverantwortlicher Zustand. Schon in der Vergangenheit erwies sich Facebook – ebenso wie andere soziale Netzwerke – als zentrale Quelle für gesundheitliche Fehlinformationen, die trotz Überprüfungsversuchen nur unzureichend korrigiert werden konnten. Doch nun sind die Schleusen für Desinformation noch weiter geöffnet. Ist damit der Kampf um gesicherte Fakten verloren?

Vieles scheint dafür zu sprechen. Nicht allein, dass sich Falschinformationen typischerweise auf Twitter (heute X), Facebook oder Instagram schneller verbreiten und eine größere Reichweite haben als zutreffende Informationen, die dann innerhalb eng verbundener sozialer Netzwerke in besonders prominenten Accounts *(Supersharer)* vielfach geteilt werden: Laut einer bereits 2018 in der Zeitschrift *Science* publizierten Studie ist die Wahrscheinlichkeit, dass Falschinformationen geteilt werden, um 70 Prozent höher als die korrekter Informationen. Letztere brauchen bis zu sechs Mal länger, um 1500 Menschen zu erreichen.

Nur angedeutet werden kann hier, dass auch die medizinisch-wissenschaftliche Forschung und die aus ihr resultierenden Publikationen zunehmend von Künstlicher Intelligenz (KI) durchdrungen werden, mit noch unabsehbaren Folgen. Zweifellos birgt KI für viele Bereiche der Medizin und Krankenbehandlung einen erheblichen Gewinn. Fakt ist jedoch auch, dass KI die Glaubwürdigkeit wissenschaftlicher Veröffentlichungen längst unterminiert hat. Der Neuropsychologe und Hirnforscher Professor Bernhard Sabel schätzt, dass allein in der Biomedizin 100 000 publizierte wissenschaftliche Arbeiten frei erfunden sind, das sind ca. zehn Prozent aller wissenschaftlichen Publikationen. Seit Langem gibt es einen Markt für sie, bedient von Agenturen, sogenannten *Paper Mills*. Wissenschaftler zahlen für von diesen Unternehmen per KI erstellte gut gemachte Fälschungen oder Erfindungen mittlere fünfstellige Beträge, um sich auf diese Weise im Wissenschaftsbetrieb Anerkennung und Vorteile zu verschaffen.

Dazu kommt, dass Menschen vielfach nicht die Bereitschaft

und Fähigkeit haben, Informationen auf ihre Herkunft, Qualität und Verlässlichkeit zu prüfen, zumal dann, wenn sie sogenannten bildungsfernen Schichten angehören, nur über eine niedrige Gesundheitskompetenz verfügen und damit einhergehend für Falschinformationen eher und besonders empfänglich sind.

Es ist offensichtlich, dass unsere Gesellschaft gerade vor gesundheitlichen Desinformationen zu schützen ist. Das Prinzip ihrer Bekämpfung, so zu lesen in einem Editorial der weltweit renommiertesten Medizinzeitschrift *The Lancet*, sollte einem Ansatz folgen, der der Eindämmung und Ausbreitung von Infektionserregern ähnelt: »Die Quelle finden und eindämmen; proaktive Identifizierung der am stärksten von ihnen betroffenen Personen; und Immunisierung der Bevölkerung gegen falsche Behauptungen durch die Bereitstellung klarer Aufklärungsmaterialien.«

Das geht über individuelle Anstrengungen weit hinaus. Auch reicht es nicht, in Schulen und anderen Bildungseinrichtungen Kindern und Jugendlichen mehr Medien- und Gesundheitskompetenz zu vermitteln. Gefragt sind vielmehr die Politik und staatlich legitimierte Entscheidungsträger wie beispielsweise der Digital Service Act (DSA) der EU und das deutsche Netzwerkdurchsetzungsgesetz (NetzDG). Ihnen obliegt es, Fake News und Desinformation in den sozialen Netzwerken zu unterbinden. Dies sollte gerade jetzt, da durch die Aufhebung der Faktenchecks in den mächtigen sozialen Medien das Gift der Desinformation sich schrankenlos zu verbreiten droht, höchste Priorität genießen. Erst recht auf den Feldern Gesundheit und Krankheit dürfen zutreffende, weil evidenzbasierte Fakten, die über Leben und Tod entscheiden können, niemals mächtigen Faktenfälschern oder -manipulateuren zum Opfer fallen.

Links und Adressen für vertrauenswürdige Gesundheitsinformationen

Generelle Gesundheitsinformationen:
www.gesund-im-netz.net
www.gesundheitsinformation.de
www.stiftung-gesundheitswissen.de
https://gesund.bund.de
www.patienten-information.de

Darmkrebs-Screening
www.bundesgesundheitsministerium.de/themen/praevention/frueherkennung-vorsorge/fragen-zur-darmkrebs-vorsorge.html
www.kbv.de/html/praevention_darmkrebsfrueherkennung.php
www.dkfz.de/aktuelles/pressemitteilungen/detail/unterschaetzte-schutzwirkung-der-vorsorge-darmspiegelung
www.krebshilfe.de/informieren/ueber-krebs/krebsvorsorge-und-krebsfrueherkennung/darmkrebsfrueherkennung/
Institut für Qualität und Wirtschaftlichkeit im Gesundheitswesen (IQWiG); Darmkrebsscreening: Empfehlungen in internationalen Leitlinien unterscheiden sich von deutscher Richtlinie: www.iqwig.de/presse/pressemitteilungen/pressemitteilungen-detailseite_66752.html

Elektronische Patientenakte
Einen umfassenden und leicht verständlichen Überblick über die elektronische Patientenakte gibt die Kassenärztliche Bundesvereinigung auf ihrer Webseite: www.kbv.de

Lebensende

Ridder, M. de: *Abschied vom Leben. Von der Patientenverfügung zur Palliativmedizin – ein Leitfaden.* München, 2022

Putz, W.: *Patientenrechte am Ende des Lebens.* München, 2016

Schöne-Seifert, B.: *Beim Sterben helfen – dürfen wir das?* Heidelberg, 2020

Mammographie-Screening

Brustkrebs-Früherkennung durch Mammographie-Screening; https:/hardingcenter.de/de/transfer-und-nutzen/faktenboxen

Mammographie-Screening – eine Entscheidungshilfe:

www.g-ba.de/downloads/17-98-2232/2023-09-21_G-BA_Entscheidungshilfe_Mammographie_bf.pdf

Organspende

www.organspende-info.de/

www.bundesgesundheitsministerium.de/themen/praevention/organspende.html

Esser, A. M.: *Die Krise der Organspende.* Berlin, 2018

Patientenrechte

Gesetz zur Verbesserung der Rechte von Patientinnen und Patienten; Bundesgesetzblatt Jahrgang 2013, Teil I, Nr. 9, ausgegeben zu Bonn am 25. Februar 2013: www.bgbl.de/xaver/bgbl/start.xav?start=//*%5B@attr_id=%27bgbl113s0277.pdf%27 %5D#/switch/tocPane?_ts=1747993319645

Der Patientenbeauftragte der Bundesregierung: www.bmj.de/SharedDocs/Publikationen/DE/Broschueren/Ratgeber_Patientenrechte.pdf?__blob=publicationFile&v=11

Stiftung Unabhängige Patientenberatung Deutschland (UPD); Kostenlose Beratung, Tel.: 0800/0117722

Patientensicherheit

Aktionsbündnis Patientensicherheit: www.aps-ev.de; tel. Beratung: 0711/8931–173

Aktionsbündnis Patientensicherheit (Hg.): *APS-Weißbuch Patientensicherheit: Sicherheit in der Gesundheitsversorgung: neu denken, gezielt verbessern.* Berlin, 2018

Institut für Patientensicherheit (Universitätsklinikum Bonn): ukbonn.de/ifps/

Paul Ehrlich Institut, »Arzneimittelsicherheit« (hier auch umfangreiche Informationen zur COVID-19-Impfung): www.pei.de/DE/arzneimittelsicherheit/arzneimittelsicherheit-node.html

www.bundesgesundheitsministerium.de/themen/praevention/patientenrechte/verbesserung-der-patientensicherheit

PSA-Screening

Prostatakrebs-Früherkennung; Faktenbox zur Früherkennung durch den PSA-Test; https:/hardingcenter.de/de/transfer-und-nutzen/faktenboxen

Sexueller Missbrauch

Ärztekammer und/oder Kassenärztlichen Vereinigung des jeweiligen Bundeslandes

Bundesverband Frauenberatungsstellen und Frauennotrufe (BFF): www.frauen-gegen-gewalt.de/de/aktuelles.html

Ombudsstelle für Fälle von Missbrauch in ärztlichen Behandlungen: www.laekh.de/ueber-uns/ombudspersonen/ombudsstelle-fuer-faelle-von-missbrauch-in-aerztlichen-behandlungen

Weiterführende Literatur

Bally, K. et al: *Handbuch der Palliativmedizin.* Göttingen, 2021

Dörner, K.: *Das Gesundheitsdilemma. Woran unsere Medizin krankt. Zwölf Thesen zu ihrer Heilung.* Berlin, 2004

Esser, A. M. et al.: *Die Krise der Organspende. Anspruch, Analyse und Kritik aktueller Aufklärungsbemühungen im Kontext der postmortalen Organspende in Deutschland.* Berlin, 2018

Gadamer, H.-G.: *Über die Verborgenheit der Gesundheit.* Frankfurt am Main, 1993

Gerlinger, Th. / Rosenbrock, R.: *Gesundheitspolitik. Eine systematische Einführung.* Göttingen, 2024

Gigerenzer, G.: *Risiko. Wie man die richtigen Entscheidungen trifft.* München, 2013

Günster, C. et al.: *Versorgungsreport Früherkennung.* Berlin, 2019

Lamberty, P. et al.: *Gefährlicher Glaube. Die radikale Gedankenwelt der Esoterik.* Köln, 2022

Laufs, A. et al.: *Arztrecht, NJW Praxis*, München, 2021

Lown, B.: *Die verlorene Kunst des Heilens. Eine Anleitung zum Umdenken.* Stuttgart, 2002

McKeown, Th.: *Die Bedeutung der Medizin.* Frankfurt am Main, 1979.

Mühlhauser, I.: *Unsinn Vorsorgemedizin. Wem sie nützt, wem sie schadet.* Reinbek, 2018

Putz, W. et al.: *Patientenrechte am Ende des Lebens.* München, 2021

Reibnitz, C. von et al.: *Der mündige Patient. Konzepte zur Gesundheitsberatung und Konsumentensouveränität im Gesundheitswesen.* Weinheim, 2001.

Ridder, M. de: *Abschied vom Leben. Von der Patientenverfügung zur Palliativmedizin – ein Leitfaden.* München, 2017

Schmacke, N.: *Vertrauen in die Medizin. Warum sie es verdient und wodurch es gefährdet wird.* Gießen, 2023

Schöne-Seifert, B.: *Beim Sterben helfen – dürfen wir das?* Heidelberg, 2020

Schwartz, F. W. et al.: *Public Health, Gesundheit und Gesundheitswesen.* München/Jena, 2023

Weißbach, L. et al.: *Der große Patientenratgeber Prostatakrebs.* München, 2016

Wiesemann, C. et al.: *Patientenautonomie. Theoretische Grundlagen – Praktische Anwendungen.* Paderborn, 2013

Quellenverzeichnis

Die Literaturangaben erfolgen in der Reihenfolge ihrer Erwähnung.

Einführung

Charta zur ärztlichen Berufsethik. Medizinische Klinik, Bd. 97, S. 697–699 (2002)

Kapitel 1: Gesundheit: ein Begriff, viele Bedeutungen

Franzkowiak, P., Hurrelmann, K. (2022): Gesundheit. In: Bundeszentrale für gesundheitliche Aufklärung (Hg.), Leitbegriffe der Gesundheitsförderung und Prävention: https://leitbegriffe.bioeg.de/

Wenzel, C. O.: zitiert in: Scherer, B., »Glückssuche im Bademantel«. In: *FAZ*, 25.11.2004

Gadamer, H. G. (1993): *Über die Verborgenheit der Gesundheit*, Frankfurt am Main, S. 133 ff.

Scherer, B.: »Urlauber auf der Reise in die Unsterblichkeit«. In: *FAZ*, 25.1.2006

Nietzsche, Friedrich (1954): *Werke in drei Bänden*, Bd. 2. München, S. 123 f.

Kapitel 2: Schlüssel zur Gesundheit: Sozioökonomischer Status, Verhalten und Umweltfaktoren

Bundesinstitut für Bevölkerungsforschung: www.bib.bund.de/DE/Fakten/Fakt/S02-Gestorbene-Sterbeziffer-Geschlecht-ab-1946.html

McKeown, Th. (1982): *Die Bedeutung der Medizin*. Frankfurt am Main, S. 57 ff.

EU Umweltagentur: www.eea.europa.eu/de/highlights/luftverschmutzung-in-ganz-europa-immer

Rosenbrock, R.: »Die Bedeutung der Medizin wird krass überschätzt«. In: *Brand eins*, 5/2015

Statista: Jährliche Gesundheitsausgaben pro Kopf in ausgewählten OECD-Ländern im Jahr 2022: https://de.statista.com/statistik/daten/studie/37176/umfrage/gesundheitsausgaben-pro-kopf/

Kapitel 3: Normabweichung – Befindlichkeitsstörung – Krankheit

Streeck, U.: »Die generalisierte Heiterkeitsstörung«. In: *Forum Psychoanal* 16, 116–122 (2000): https://doi.org/10.1007/PL00009152

Prochaska, J. O.: https://online.yu.edu/wurzweiler/blog/prochaska-and-diclementes-stages-of-change-model-for-social-workers

Kapitel 4: Der sogenannte Notfall – zwischen Lebensgefahr, psychosozialer Krise und Bagatellerkrankung

Kassenärztliche Bundesvereinigung: Resolution gegen Gewalt in Praxen; Pressemitteilung vom 13.9.2024

ÄND – Ärztenachrichtendienst vom 4.3.2025: www.aend.de/article/233675

Bundeskabinett beschließt Notfallreform (17.7.2024): Bundesministerium für Gesundheit, www.bundesgesundheitsministerium.de/ministerium/meldungen/4-gesetzenwuerfe-im-kabinett-17-07-24.html

Kapitel 5: Eine Frage der Erkrankung: wissenschaftliche Medizin, Alternativmedizin oder Naturheilkunde?

GMS; Z Med Ausbild 2012; 29 (1): Doc 11: https://pubmed.ncbi.nlm.nih.gov/22403596/

Deutsches Ärzteblatt 9 (2020), Ausgabe C, S. 143

Noelle, E., / Petersen, Th.: »Wer glaubt an Wunder?« In: *FAZ*, 20.9.2006

König, J. u. a. (2018): *Der Arzneimittelmarkt in Deutschland. Zahlen und Fakten 2018*. Hg. vom Bundesverband der Arzneimittel-Hersteller e. V. Bonn/Berlin

Spielberg, P.: »Schul- und Komplementärmedizin: Miteinander statt nebeneinander«. In: *Deutsches Ärzteblatt*. Band 104, Nr. 46, 16. November 2007, S. A-3148 / B-2770 / C-2672 (aerzteblatt.de)

Gair, R.: »Schwermetallvergiftung durch ayurvedische Medikamente«. In: *BCMJ*, Bd. 50, Nr. 2, März 2008, S. 105, BC Centre for Disease Control

Münsteraner Kreis: Die Verwirrsprache der Homöopathie, geposted am 26.4.2021

Kapitel 6: Patientensicherheit – UFOS im Bauch?

»Mit unhaltbaren Zuständen abgefunden«. Zum Welttag der Patientensicherheit zieht Aktionsbündnis traurige Bilanz – woran es hakt. In: *Medscape,* 13.9.23: https://deutsch.medscape.com/artikelansicht/4912893

Siebert, H.: Unbeabsichtigt vergessene Fremdkörper im Operationsgebiet. In: *Rechtsmedizin,* 3/2015

Welttag der Patientensicherheit 17.9.2023: www.tag-der-patientensicherheit.de/assets/230821_wtps_2023_flyer_100x210 mm_6s_4c_wickelfalz_final_rev_3mm_bz_highres_x4.pdf

Streit, R.: »Ein Fälschungsfall von Arzneimitteln größeren Ausmaßes«. In: *Bundesgesundheitsblatt,* 11/2017

Factsheet der WHO zu Medikamentenfälschungen 2003 (Memento vom 28. April 2012 im Internet Archive)

Kapitel 7: Patientenrechte – nur auf dem Papier?

Bundesministerium der Justiz, Infoblatt Patientenrechte im Klartext; Ausgabe 1/13 (Stand 19.11.2024); https://lerncampus.bbraun.de/wp-content/uploads/2019/01/Infoblatt_Patientenrechte.pdf

Kapitel 8: Behandlungsfehler

Medizinischer Dienst der Krankenkassen stellt Jahresstatistik 2023 zur Behandlungsfehlerbegutachtung vor; https://md-bund.de/fileadmin/dokumente/Pressemitteilungen/2024/2024_08_22/24_08_22_PK_BHF_Jahresstatistik_2023.pdf

Statement vom 22.8.2024 von Dr. Stefan Gronemeyer, Vorstandsvorsitzender des Medizinischen Dienst Bund

Kapitel 9: Überversorgung – im Zweifel Aktionismus

Sachverständigenrat für die Konzertierte Aktion im Gesundheitswesen: Bedarfsgerechtigkeit und Wirtschaftlichkeit, Band III; Über-, Unter- und Fehlversorgung; Gutachten 2000/2001, S. 31

www.klug-entscheiden.com/einfuehrung/mitgliederbefragung

Bertelsmann Stiftung: Überversorgung – eine Spurensuche; Nov. 2019

Thöns, M. (2016): *Patient ohne Verfügung – das Geschäft mit dem Lebensende*, München

Kapitel 10: Woran Sie einen »guten« Arzt erkennen

Köbberling, J.: Charta zur ärztlichen Berufsethik. In: *Zeitschrift für ärztliche Fortbildung und Qualitätssicherung* (2003), Heft 97, S. 76–79

Miller, W. R. / Rollnick, S. (2015): *Motivierende Gesprächsführung*. Freiburg im Breisgau

Kapitel 11: Ärztliches Fehlverhalten

»Alkohol, Tabletten und Kokain: Wenn Ärzte suchtkrank sind, steht viel auf dem Spiel – wie Kammern und Kliniken helfen«. In: *Medscape*, 20.3.2024

Löffler, J.: »Krank geheilt«. In: Buzzfeed.news, 26.3.2021: www.buzzfeed.de/recherchen/aerzte-patientinnen-missbrauch-medizin-gesundheit-90262449.html

Brandenburgisches Oberlandesgericht vom 28.10.2009; AZ Ss 70/0

Heine, H.: »Der Medicus«. In: *Der Tagesspiegel*, 14.12.2016

Kapitel 12: Wenn überzählige Pfunde krank machen: Übergewicht und Fettleibigkeit (Adipositas)

Global, regional, and national prevalence of child and adolescent overweight and obesity, 1990–2021, with forecasts to 2050: a forecasting study for the Global Burden of Disease Study 2021; www.thelancet.com/journals/lancet/article/PIIS0140-6736(25)00397-6/fulltext

Michalsen, A.: »Einladung zur Völlerei. Wie die Lebensmittelindustrie uns austrickst«. In: *FAZ*, 7.3.2025

www.helmholtz-munich.de/en/newsroom/news-all/artikel/Science-has-named-GLP-1-drugs-the-Breakthrough-of-the-Year

JAMA. 2024;331(1):38–48. doi:10.1001/jama.2023.24945

www.thelancet.com/diabetes-endocrinology, Vol. 13, February 2025
www.nature.com/articles/s41591-024-03412-w.epdf

Kapitel 13: Nahrungsergänzungsmittel – fragen Sie nicht Ihren Apotheker!

Statista; Umsatz mit Nahrungsergänzungsmitteln in Deutschland in den Jahren 2018 bis 2024: https://de.statista.com/statistik/daten/studie/1040811/umfrage/umsatz-mit-nahrungsergaenzungsmitteln-in-deutschland/

»Ende der Hoffnung: Vitamine schützen nicht vor Krebs«. In: *Deutsches Ärzteblatt*, 10.12.2008

The Lancet (2012), 13; S. 865

Kapitel 14: Individuelle Gesundheitsleistungen (IGeL)

»Mehr Licht in einen grauen Markt«. In: *Deutsches Ärzteblatt*, 14/2013, S. 642

IGeL Monitor: www.igel-monitor.de

IGeL-Report 2023, zu finden unter: www.igel-monitor.de; Stichwort IGeL-Report 2023

Kapitel 15: Die elektronische Patientenakte (ePA)

Stachwitz, P. / Debatin, J. F.: »Digitalisierung im Gesundheitswesen – heute und in Zukunft«. In: *Bundesgesundheitsblatt*, 66/2023, S. 105–113

www.dailymotion.com/video/x9cewao (15.1.2025)

Chaos Computer Club: www.ccc.de/en/updates/2025/epa-transparenz

Zit. nach *FAZ*, 26.6.2024, Gesundheit und Wissen, S. B2

Kapitel 16: Bevor die Krankheit gewinnt: Chancen und Risiken der Prävention

Rosenbrock, R.: »Die Bedeutung der Medizin wird krass überschätzt«. In: *Brand eins*, 5/2015

Hurrelmann, K. et al.: *Referenzwerk Prävention und Gesundheitsförderung*. Göttingen, 2018

Ottawa-Charta zur Gesundheitsförderung, 1986; World Health Organization (WHO); https://iris.who.int/handle/10665/349654

www.dgvt.de/aktuelles/news-details/gesundheitskompetenz-ein-glitzer-ding1/

Harding-Zentrum für Risikokompetenz – Faktenboxen: https://harding-center.de/de/transfer-und-nutzen/faktenboxen

Koch, K.: »Für ein Screening fehlt die wissenschaftliche Grundlage«. In: *Deutsches Ärzteblatt*, 43/2001; S. A 2780

Brodmerkel, A.: »Studie stellt Mammographie in Frage«. In: *Frankfurter Rundschau*, 3.2.2019

Newcomb, F. et al.: »Langzeitergebnisse bei Patienten mit protokollgesteuerter aktiver Überwachung bei Prostatakrebs«. In: JAMA 2024 Jun 25;331(24): 2084–2093

www.dkfz.de/de/presse/pressemitteilungen/2024/dkfz-pm-24-11c-Unterschaetzte-Schutzwirkung-der-Vorsorge-Darmspiegelung.php

Brenner, H. et al.: »Rückgang der Inzidenz und Mortalität von Darmkrebs in Deutschland«. In: *Deutsches Ärzteblatt*, 7/2016

Franzkowiak, P. (2022): »Prävention und Krankheitsprävention«. In: Bundeszentrale für gesundheitliche Aufklärung (BZgA) (Hrsg.): *Leitbegriffe der Gesundheitsförderung und Prävention.*

Kapitel 17: Ein gesundes Leben bis ins hohe Alter

Empfehlungen der Ständigen Impfkommission (STIKO) beim Robert Koch-Institut (Stand 2025): www.rki.de/DE/Themen/Infektionskrankheiten/Impfen/Staendige-Impfkommission/Empfehlungen-der-STIKO/Empfehlungen/empfehlungen-node.html

www.theology.de/themen/glaeubige-leben-laenger---nicht-wegen-ihres-glaubens.php

»Gute Gene sind schön, aber Freude ist besser«. In: *The Harvard Gazette*, 11.4.2017

Kapitel 18: Der gebrechliche Mensch – krank oder nur alt?

Robert Koch-Institut (2016), Prävalenz von körperlicher Gebrechlichkeit (Frailty). Faktenblatt zu DEGS / Deutscher Erwachsener Gesundheits-Survey: https://edoc.rki.de/handle/176904/3255

Ridder, M. de: »Gebrechlichkeit im Alter«. Vortrag, gehalten im Rahmen des Masterstudiengangs Consumer Health Care an der Charité, 9.11.2018

Kapitel 19: Alzheimer-Demenz – die Kontroverse um die Frühdiagnostik

Gräßel, E., Die Kontroverse um die Alzheimer-Frühdiagnostik; IQ-WIG-Herbstsymposium 2022: www.iqwig.de/veranstaltungen/hs-2022-fruehdiagnostik-alzheimer-graessel.pdf

Gräßel, E. / Lauer, N.: Kontroverse um die Alzheimer-Frühdiagnostik – eine literaturbasierte Übersicht über die Vor- und Nachteile: Z. Evid. Fort. Qual. Gesundheitswesen (ZEFQ); 179 (2023), S. 95–105

www.deutsche-alzheimer.de/fileadmin/Alz/pdf/empfehlungen/empfehlungen_fruehdiagnostik_demenz_dalzg.pdf

Kapitel 20: Das Lebensende: Vorsorge für das Unausweichliche

Putz, W.: *Patientenrechte am Ende des Lebens*. München, 2016 (6. Aufl.), S. 107–156

Ridder, M. de: *Abschied vom Leben*. München, 2017, S. 47–56

Putz, W. / Ridder, M. de: »Die aktuelle Rechtsprechung und die Suizidhilfe. Legale Mittel und legale Wege aus strafrechtlicher und pharmakologischer Sicht«. In: DGHS (Hg.): *Humanes Leben – humanes Sterben;* Heft 1 (2024), S. 9–11

Schöne-Seifert, B.: *Beim Sterben helfen – dürfen wir das?* Heidelberg, 2020

www.dghs.de/ueber-uns/presse/presse-erklaerungen/artikel/forsa-umfrage-zu-suizidhilfe-breite-zustimmung-aber-grosse-unkenntnis-der-rechtslage/

Kapitel 21: Organspende – Zustimmungs- oder Widerspruchslösung?

»Wir brauchen eine Kultur der Organspende«; Interview mit Axel Rahmel von der Deutschen Stiftung Organtransplantation. In: *FAS*, 14.1.2018

Trotz niedrigstem Stand der Organspenden seit 20 Jahren: Widerspruchslösung findet kaum Zustimmung: https://deutsch.medscape.com/artikelansicht/4906674

FAZ vom 18.1.2019; S. 11

Arshad, A. et al.: »Comparison of organ donation and transplantation rates between opt-out and opt-in systems«. In: *Kidney International* (2019) 95, 1453–1460

Dallacker, M. et al.: Opt-out defaults do not increase organ donation rates. Public Health 236/2014, 436–440: https://pubmed.ncbi.nlm.nih.gov/39305662/

Esser, A.M. / Kahl, A.: *Die Krise der Organspende*. Berlin, 2017

Deutscher Ethikrat: Hirntod und Entscheidung zur Organspende; Stellungnahme vom 24.2.2015

Deutsches Ärzteblatt, 2016; 113(37): A-1586 / B-1337 / C-1313

Deutscher Ehikrat: Äußerungspflicht zur Organspende. Sollte der Staat verlangen, dass sich jeder erklärt? Forum Bioethik vom 27.10.2010, S. 15; www.ethikrat.org

Kapitel 22: Wie der Patient wieder mehr in den Mittelpunkt rücken kann

Dieser Text, der in Zusammenarbeit von Bettina Schöne-Seifert, Michael de Ridder, Marco Stier und Steffen Stürzebecher entstand, erschien unter dem Titel »Mehr Patientendienlichkeit« in einer Kurzfassung erstmals am 5.9.2023 in der *Süddeutschen Zeitung.*

Ausblick

Zeeb, H. et al.: »Entwicklungen in der Digitalisierung von Public Health seit 2020«. In: *Bundesgesundheitsblatt* 3/2024, S. 261–267

www.infosperber.ch/wissenschaft/hunderttausende-studien-sind-frei-erfunden/

»Health in the age of disinformation«. In: *Lancet* (405), 2025, S. 173

Personen- und Sachregister

»Sandra Eifert und Suzann Kirschner-Brouns zeigen, was das weibliche Herz besonders macht, und unterstützen so Patientinnen wie Mediziner bei ihren Entscheidungen.« Spektrum der Wissenschaft

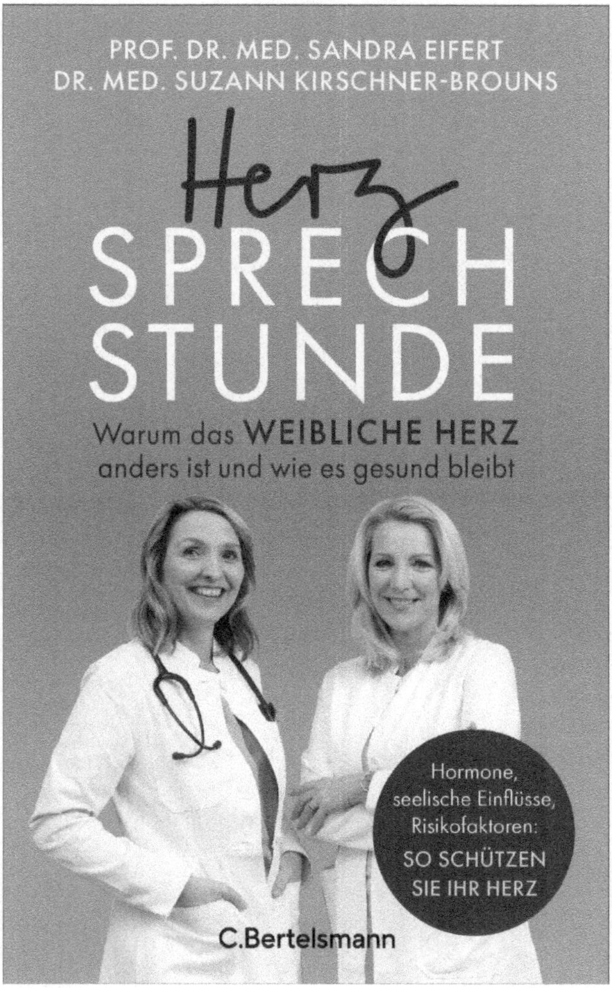
